海外館藏中醫古籍珍善本輯存（第一編）

第二十六册

劉金柱　羅　彬　主編

傷寒論疏義（二）

廣陵書社

仲景方書類

傷寒論疏義（二）

卷一—三

〔日〕喜多村直寬 著

學訓堂聚珍版 嘉永五年刻本

傷寒論疏義卷第一

江都　喜多村直寛士栗　學

辨太陽病脈證并治上

案徐榦中論辨之爲言別也爲其善分別事類而明處之也上者太陽有三篇而此篇居其上也

案太陽病即表熱實證是也凡外邪之襲人必先於表而其人表陽盛則與邪相併而爲熱是謂之太陽病其病大端有二而共頭痛項强發熱而惡風寒若脈浮而緩有汗是表開者名爲中風也治之以桂枝若脈浮而緊無汗是表閉者名爲傷寒也治之以麻黄此

共別矣其間輕重不等方法隨異惟表之熱則裏亦不得不熱故邪熱雖入裏而未犯胃則猶屬之太陽熱入裏而在上焦則爲少陽在下焦則爲太陽又入裏與入胃不同說詳于附錄且以太陽爲三陽之首故醫藥誤投猜疾相觸而兼發諸證者極多矣至其傳變則裏之受病皆無不自表而太陽傳少陽少陽傳陽明是爲三陽之正傳然或有直傳陽明者或有變厥陰太陰者若夫少陰則與太陽爲表裏而病位相同故太陽病久而陽氣虛或汗下誤逆最易爲變矣是其大較

也而輕重劇易之分兼扶變壞之證并詳注明于篇中劉范庭曰蓋仲景之旨先辨定其病辨病之法在察脈證故必就脈證以定其病而後治法有由設焉所謂病者何也三陽三陰是也熱爲陽寒爲陰而表裏虛實互有不同則六者之分於是立焉所謂脈者何也其位寸口關上尺中趺陽其體浮沉遲數緊緩滑濇之類是也證者何也發熱惡寒譫語腹滿下利厥冷之類是也所謂治者何也汗下溫涼刺灸之法是也六病之中自有緩急劇易之不等故方亦有大小緊慢之不同以相對治加之人不能無差相得醫或誤錯以致變逆者凡皆隨其脈證而備之治法也案仲景自序曰平脈辨證蓋醫之診病處方莫切於辨此四者此仲景之所以丁寧致意而弁之篇端奈何後之學者草率略置之不講特劉氏此說甚精故拈于此矣

太陽之爲病脈浮頭項強痛而惡寒強其良翻惡烏路翻後惡寒惡風之惡并同

此章論太陽之總綱脈浮邪氣併於肌表也平人氣象論云脈浮而盛者曰病在外經云脈浮者病作表說文項頭後也从頁工聲强不柔和也頭項强痛即頭痛項强瓜蒂散條曰病如桂枝證頭不痛項不强說詳于附錄邪熱客于表則勢必上盛故令頭痛項强惡寒該風而言也皮膚受邪必畏惡外寒陶氏曰傷寒則惡寒傷食即惡食理固然也吳崑醫方考曰寒邪在表不復任寒故令惡寒也此條爲太陽之總證

以後凡稱太陽病者皆指此脈證而言之

山田宗俊曰此條統論中風傷寒故首云脈浮而不分緊與緩也惡寒亦兼惡風言惡風輕惡寒重舍輕取重所謂舉大而小從者也其不言發熱者以有或已發熱或未發熱之異也

沈氏曰按仲景立論每病各舉其主脈主證以爲一篇之提綱雖病有變遷而苟未離此位即不離此主脈主證其大較也傷寒綱目

尤氏曰後陽明篇云陽明之爲病胃家實也少陽篇云少陽之爲病口苦咽乾目眩也三陰篇云太

陰之爲病腹滿而吐食不下自利益甚時腹自痛少陰之爲病脉微細但欲寐厥陰之爲病消渴氣上衝心心中疼熱飢而不欲食食則吐蚘蹔本條共六條遞舉六病之脉證故柯氏目爲六篇之綱領而此則爲太陽之綱領也然陽明條下無潮熱自汗之文少陽證中無往來寒熱之曰少陰欲寐僅舉一端之類學者當參合他條毋徒執一可也

太陽病發熱汗出惡風脉緩者名爲中風中丁仲翻〇成本爲作曰案王引之曰曰猶爲也謂之也桓四年穀梁傳一爲乾豆云云公羊傳爲皆作曰見經典釋詞

此章承上條揭太陽中風之提綱太陽病者前條

所云脈浮頭項强痛而惡寒者是也發熱者邪氣干於肌膚而鬱蒸也汗出腠理疎玄府開而不固也錢聞禮曰惡寒者不當風憎寒也惡風者當風而憎寒也此特相對而言非若散文則惡風與惡寒互通不必拘故玉函經曰太陽中風發熱而惡寒蓋肌表受邪則必畏惡外寒緩者緊之對稱與遲脈不同郭氏曰脈緩謂浮而緩浮是太陽脈緩是中風脈此證以汗出邪氣外疎故脈不緊而緩喻氏曰中字與傷字無別仲謂傷風亦可此言其人偶被邪客而腠理偶開則發熱而汗洩是以邪

不內迫泛溢肌膚而爲已上諸證名爲中風者也凡許稱太陽中風則又皆指此而言也

錢氏曰前總證中所有之脈浮頭項强痛而惡寒乃太陽中風傷寒所均有之脈症而猶未分其所以爲中風爲傷寒也故此篇列於上條之脈浮頭項强痛之總證而增入發熱汗出惡風脈緩以別其爲中風者如此也

程氏曰脈浮頭項强痛而惡寒則知太陽受病矣病在表而不在裏矣然有表開表閉之不同總不離於兼脈兼證間得之以傷寒亦發熱而汗却不

用茲可以發熱汗自出者別其證爲中風之證以傷寒亦惡風而脈却緊茲可以惡風脈緩者別其脈爲中風之脈證與脈兼得其實矣然後乃得正其名曰此其病在太陽自是中風之病而於傷寒毫無與也

太陽病或已發熱或未發熱必惡寒體痛嘔逆脈陰陽俱緊者名曰傷寒

此承首條揭太陽傷寒之提綱或者疑辭隨時而未定也（陳良甫云或之一字有無是也見婦人脚氣論）必者斷然決定不易之詞邪素不熱以其著人而客於肌表鬱而與

陽爭爭則蒸而爲熱已發熱者時之所至鬱爭而
蒸也未發熱者始初之時鬱而未爭也若中風則
表氣開疎故發熱甚捷傷寒則皮膚閉密故熱不
易遽發也雖乃發熱早晚不一而至惡寒體痛嘔
逆之證陰陽俱緊之脈則斷然必定即見也惡寒
與惡風互稱正以惡寒者未有不惡風惡風者亦
未有不惡寒舉一則可該其義也體痛者風寒內
擊而血脈不快於流行也嘔逆者邪氣外阻而裡
氣不疎也嘔逆謂氣逆而嘔脈之陰陽指尺寸言
五十八難中風之脈陽浮而滑陰濡而弱傷寒之

脈陰陽俱盛而緊濇即此段所淵源向楊氏一以關前尺中爲訛又熱病之脈陰陽俱浮浮之滑沉之散濇夫既曰陰陽而又舉浮沉之候可以釋陰陽爲浮沉者非是也楊士瀛曰陰陰部尺寸也見察脈總括劉元賓曰陽謂寸脈也陰謂尺脈也見神巧萬全方脈緊亦當作浮緊看此證以無汗邪氣內迫故脈見勁急之象乃與中風之緩脈迫異矣尤氏曰不言無汗者以脈緊該之也此言其人偶被邪客而腠理偶閉則邪正相搏內迫骨節而爲此諸證名爲傷寒者也黄氏曰此條不可作無熱而惡寒者也看了雖未發熱以脈緊爲異

發於陰脈沉或細或微遲也○案中風傷寒之目惟是不過就太陽一病中以標有汗無汗二證夫天地之氣鼓動者爲風嚴凝者爲寒而風屬陽寒屬陰素問瘧論夫寒者陰氣也風者陽氣也陽主開陰主閉是以人之感邪皮表開泄而有汗者名曰中風皮表密閉而無汗者名曰傷寒其實不在受邪之風寒上只就表氣之開閉有汗無汗而立其目然爲處療之指南而已前輩立表虛表實之目以經文既無虛實字況三陽爲實三陰爲虛而表虛二字遂嫌於少陰直中證愚故直以開閉目之若其求之乎表

虛實及實講邪氣或風寒營衛相配則近于鑿空
捕風焉素問玉機眞藏論風者百病之長也今風寒客於人使人毫毛畢直皮膚閉而爲熱脈經引醫律曰傷寒有五皆熱病之類也其下文曰病俱傷於風素問首舉風而下文言風寒脈經首稱傷寒而下文言傷於風可見風寒二邪相藉傷人不必拘也

金鑑曰此承首條言太陽病又兼此脈此證者名曰傷寒以爲傷寒病之提綱後凡稱傷寒者皆指此脈證而言也

魏氏曰體痛則不止於頭項强痛矣嘔逆則不止於鼻鳴乾嘔矣傷寒中風同一浮脈而彼爲浮緩是爲浮緊陽邪舒散故緩陰邪勁急故緊同爲在

表之浮而一緩一緊風寒迥異矣戴氏元禮曰少陰無熱惡寒與太陽未即熱一條相似所謂寒未即熱者爲太陽證與而未熱耳此之無熱惡寒蓋無太陽頭痛等證知爲少陰也

傷寒一日太陽受之脈若靜者爲不傳頗欲吐若躁煩脈數急者爲傳也數色角翻

此釋太陽邪傳不傳之義傷寒兼中風而言也上條謂中風傷寒相對之辭若散文則互通閔氏芝慶曰傷寒爲病多從風寒得之故或中風或傷寒總以傷寒稱之此一日者約略其初感之時非可

一日計也太陽受之言外者先當也静者對數急而言脈浮緩者安於緩浮緊者安於緊總無躁動之脈和乘此之謂静静則邪輕病退而自解不至傳入少陽陽明也頗欲吐者邪氣内入之機躁煩者胸中之陽爲風寒所擾也言頗欲吐若熱悶躁擾而脈已數疾迅急者邪重病進而反覆變遷其機殆有不可涯止者也醫工可不早留心於此乎柯氏曰欲字若字是審其將然脈之數急是診其已然案此憑脈辨證以知邪傳與不傳也凡日子上宜活看會悟聖經慎勿以辭害意矣

方氏曰一日二日三四五六日皆猶言第一第二第三四五六之次序也大要譬如計程如此立箇前程的期式約模耳非計日以限病之謂

傷寒二三日陽明少陽證不見者爲不傳也見音現

此又承上文更申其義二三日約略之辭傷寒至二三日而少陽之往來寒熱胸脇苦滿心煩喜嘔等與陽明之腹滿讝語潮熱自汗等證不見者則邪輕熱微只在太陽不傳少陽陽明也案此因諸定證以明日數之不可必拘也上文舉太陽而以脈言此復舉少陽陽明而以證言次第反復互相

發明也

魏氏曰此條仲師又恐人以日數拘滯更申明之曰傷寒二三日陽明少陽之證既不見脈必不變卽由二三日至日久何非太陽表邪之治乎愼勿刻日爲期斯可矣

太陽病發熱而渴不惡寒者爲溫病

此論太陽溫病之證發熱不渴惡寒者感觸風寒也今太陽病始得之卽熱渴不惡寒者乃溫病也此正是傷寒對照處溫邪在表卽渴不似傷寒傳裏而後渴也溫熱也溫病卽溫疫以其猖獗厲

鸞邪焰熾盛之故謂之溫又以其闔門延尸衆人均病如徭役之役謂之疫或通謂之溫疫其實一也吳氏又可曰夫惡寒不渴者感冒風寒不惡寒而渴者疫也此吳氏以疫字代溫病可知溫病卽疫也楊氏注五十八難曰經言溫病則是疫癘之病非爲春溫也迺孫眞人謂爲天地變化之氣造化必然之理延陵吳氏稱爲天地間別有一種異氣者與內經所謂冬傷於寒春必病溫者翕然自別叔和以降歷世注家彼是牽紐大謬之極案溫病經文無治法諸家異議予思風寒疫邪與吾身眞氣勢不兩立一有所著均爲邪要以驅逐爲功

何論邪之同異乎此仲師所以不別設處分也但其初熱勢翕赫或不宜辛溫發散則外臺知母解肌湯閔氏清熱解毒湯之類可酌用也至其傳爲少陽爲陽明或變爲三陰諸證則三陽三陰篇中之諸法皆靡非其治也後人不知輒歎爲仲景詳於治傷寒略於治溫何其不考哉舒氏曰夫仲景六病方法乃萬法之祖誠能潛心體備則治疫乃餘技耳知言也哉

劉茝庭曰攷素問瘧論以先熱後寒爲溫瘧而仲景則以身無寒但熱爲溫瘧以其有骨節疼煩故

加桂枝於白虎湯中以清裏發表可見溫病之溫與溫瘧之溫均是熱盛之謂矣溫熱互稱病冷與寒素問春必溫病靈樞論疾診尺篇作春必生癉熱太素作春乃病熱又評熱病論其首節說病溫陰陽交而倉公傳則曰熱病陰陽交者死又刺熱病有五十九穴而叔和則曰治溫病刺五十九穴許氏說文曰熱溫也並可以徵焉

若發汗已身灼熱者名曰風溫風溫為病脈陰陽俱浮自汗出身重多眠睡鼻息必鼾語言難出若被下者小便不利直視失溲若被火者微發黃色劇則如

驚癇時瘛瘲若火熏之一逆尚引日再逆促命期灼之
李翺釬音汗溲疎有翻瘛尺制翻瘲子用翻○舊本
名風温無日字今據成本訂補若火熏之王本作
復火熏之其
義似勝存考

此段承前條辨明風温之證太陽病發汗當解若發汗已身灼熱者此素風温證其治宜清涼發散而反以辛温發散則陰液外洩邪焰益盛而身更加灼熱灼熱身熱如燒灼也風温之風與中風之風同乃表洩汗出之義也然風温之為病不曾俟汗後而始知之也故揭其證曰脈陰陽俱浮自汗出身重多眠睡鼻息必鼾語言難出陰陽俱浮者

邪熱盛于表也自汗出者肌表疎也熱邪薰灼神
昏氣擁故身重多眠而昏睡中之鼻息必齁鼾也
說文鼾臥息也从鼻干聲讀若汗語言難出者乃
神昏不語千金所謂形狀不仁嘿嘿欲眠也若裏
邪未實誤下之則津液竭于下而小便不利矣州
都之官失守不能約而失溲經曰欲小便不得反
嘔欲失溲正與此同史倉公傳難於前後溲而溺赤病見寒氣則遺溺案既曰
溲難又曰遺溺與此段同其義津液竭于上則目系不能轉而自
視也若誤被火微則熱瘀而發黃劇則津液燥枯
不能滋養其筋脈故如驚癇時瘈瘲微言改之微

則變亦微劇言攻之劇則變亦劇也驚癇候見巢源證類本草白字云龍齒主大人小兒驚癇瘈與瘛同瘈瘲又作掣縱玉機眞藏論筋脉相引而急病名曰瘈王鮒曰嬰兒哺乳太多則必掣縱而生癇是也成氏曰瘈者筋急而縮也瘲者筋縱而伸也俗謂之搐搦此證表熱素盛故不宜辛溫發汗裡熱未實故不當攻下邪炎翕赫尤忌火刼是以其汗若下若火一逆治之則猶遷延時日而不愈況復犯於火熏之再逆乎案上文舉發熱與渴而不言脉此舉脉陰陽俱浮及其他證而不及發熱

與渴互相詳略也且前證不言汗出溫病之表閉者此證言自汗出即溫病之表開者猶中風之與傷寒也歟惟風溫既是表疏津洩一經誤治所以變證百出故誤逆之誡特於風溫尤詳之云前註糊塗總無一解之可採焉

程氏知曰仲景之青龍白虎神矣得此意而推擴之可以應用於不窮蓋溫病宜於發散中重加清涼風溫不可於清涼中重加發散也

劉茝庭曰此病與三陽合病相近治法亦悉白虎所宜也彼曰脈浮大上關上此曰脈陰陽俱浮彼

曰若自汗出者又曰自合則汗此曰自汗出彼曰身重難以轉側此曰身重彼曰但欲眠睡此曰多眠睡鼻息必鼾彼曰口不仁此曰語言難出彼曰遺溺此被下曰失溲但彼兼胃實故有腹滿讝語其他則證證相合如此殆一病而異其名者耳按風温證邪熱熾盛進勢暴驁故與三陽合病證爲相近其實不必一病也

病有發熱惡寒者發於陽也無熱惡寒者發於陰也發於陽七日愈發於陰六日愈以陽數七陰數六故也

此辨陰陽發病之義病字作一句讀所該者廣是

特就傷寒以發例也發熱惡寒頭痛項強而脈浮緊或浮緩是邪發于太陽乃從三陽爲來路也無熱惡寒無頭痛無項強而脈沉細或沉遲是邪發于少陰乃從三陰爲來路也千金月令謂陽與寒者體熱頭痛是也此謂熱也在外也謂陰與寒者不壯熱不頭痛是也陽法火陰法水火成數七水成數六陽病七日愈者火數足也陰病六日愈者水數足也程氏曰日子上宜活看案此條以有熱無熱證陽病陰病之大端本爲邪之初犯分表熱表寒之異而言之耳然因此以究之三陰三陽之理可推知矣夫病雖有六陰陽定之矣陰陽

之理雖深寒熱見之矣凡邪之感人罔不以所受之地位亦非有邪之寒與熱也每從其人陽氣之盛衰而化蓋其人陽氣素盛適爲邪所客則邪從陽化以爲熱證其始自太陽而少陽而陽明是所謂發於陽之義也其人陽氣素衰適爲邪所客則邪從陰化以爲寒證其始自少陰而厥陰而太陰是所謂發於陰之義也雖然人之形質各不同有表虛裏實者有裏虛表實者或陰中伏陽或陽中伏陰殆不可識倪誠能精思乎此又何疑乎陽病變陰陰病變陽熱化爲寒寒化爲熱之理耶或問

陽氣盛何以被邪傷曰人不論强弱必有一罅隙而邪適得乘入之罅隙者何或勞汗取凉或衣被失宜或入房出浴或食饑過飽一時適有表開焉百病始生篇曰風雨寒熱不得虚邪不獨傷人正是之謂也玉函以此章冠之太陽篇首然本篇既以太陽爲目則理宜以其提綱揭卷端爲是此原于劉茝庭說

尤氏曰六日七日者亦是疑陰陽病愈之法大都如此學者勿泥可也

錢氏曰發熱無熱辨之源也發陽發陰知治之

本也陽奇陰偶收効之數也

太陽病頭痛至七日以上自愈者以行其經盡故也若欲作再經者針足陽明使經不傳則愈

此論太陽輔治之法太陽病獨舉頭痛者諸證該在其内七日乃陽病自愈之期是亦槩略言之不可拘也太陽病至七日以上迨八九日而自愈者則正氣復而邪氣退也行盡其經故也謂邪但在太陽而不傳他證也欲作再經者謂病加進也若邪勢增劇欲傳入少陽陽明者有汗宜桂枝無汗宜麻黄不俟言而知也併用針刺之法以減其盛

邪則熱散邪退而自愈矣言足陽明者凡周身之經穴可以散邪解熱者皆可刺若內經所謂五十九刺之類也蓋是假經絡以言之耳案此本古典據內經以論針刺之言仲景撰用爲太陽補治之法乃斷章取義也凡經文論針刺皆輔治之法非謂不藥也若夫舊注一日傳一經之說則支離附會與作者大旨風馬無涉

太陽病欲解時從巳至未上

此言太陽病解之候解者邪散而病去也巳午未者太陽乘王之時也言太陽病欲解者必從巳至

時而愈

舒氏曰按三陰三陽之病各解于王時之說亦不盡然總以邪退則病愈時不可限也

風家表解而不了了者十二日愈

此辨風家表解者病可自愈之義風家該傷寒而言之不了了者不清楚也巢源寒食散發候云了者是慧然病除神明了然之狀也十二日亦既言也言風家外證已解而精神未全快暢者蓋陽氣擾攘未能遽寧之故必俟十餘日之久餘邪悉去正氣平復自然清爽而愈蓋曉人當靜養以待勿

多事反擾之意

柯氏曰七日表解後復過一候而五藏元氣始充故十二日精神慧爽而愈此雖舉風家傷寒槩之矣

病人身大熱反欲得衣者熱在皮膚寒在骨髓也身大寒反不欲近衣者寒在皮膚熱在骨髓也近巨靳翻

此章不論脈之浮沉證之虛實惟以欲衣不欲衣徵寒熱之在皮膚在骨髓殆不可曉疑是後人所羼也

金鑑曰身大熱云云陰極似陽證也身大寒云云

陽極似陰證也此以人之苦欲測其寒熱眞假而定陰陽之證也當與少陰厥陰病論中表熱裏寒裏熱表寒脈滑而厥惡寒不欲近衣口燥咽乾等條參看

汪氏曰此條非仲景論係叔和所增入者詳其文義與陽盛陰虛汗之則死又桂枝下咽陽盛則斃同搆此危疑之辭以驚惑人耳例宜從刪

以上十二章論太陽總綱劉茝庭曰首章至此以太陽綱領與寒熱大要錯綜爲次也

太陽中風陽浮而陰弱陽浮者熱自發陰弱者汗自

出嗇嗇惡寒淅淅惡風翕翕發熱鼻鳴乾嘔者桂枝湯主之（嗇所力翻淅音昔翕許及翻乾音干）

此舉桂枝湯之總治太陽中風乃本篇第二條所揭者是也程氏曰陽浮而陰弱釋緩字之體狀也陰陽二字乃指尺寸盖陽主表脉之陽浮者邪氣在表之候所以發熱陰主血脉之陰弱者血液外洩之象所以證即汗出兩自字即見中風之證肌表開疎發熱快捷致汗亦易不如傷寒之候閉鬱而後發也嗇嗇者惡寒之貌也又作濇濇剌色並同千金曰濇濇欲守火淅淅者惡風之貌也

翕翕者熇熇然而熱也言熱在表也嗇嗇惡寒淅淅惡風乃雙關之句法乾空也巢氏曰但嘔而欲吐吐而無所出謂之乾嘔鼻鳴乾嘔者熱壅而氣逆也（和劑局方鼻鳴作鼻乾存攷）舒氏曰鼻鳴乾嘔四字必有悞兹二者皆非桂枝的對之證也此說有理主主當也桂枝湯主之凡見以上脈證者皆以是方爲主當之治而損益則存乎人恭脈證無不相兼而見者所以經但活潑潑不欲人拘執之意也

黄氏（炫）曰凡經言可與某湯或言不可與者此設法禦病也又言宜某湯者此臨證審决也言某湯

主之者對病施藥也此三者即方法之條目也活人大全

錢氏曰主者主其治也凡見已上脈證皆當以桂枝湯主其治即有變證亦以此方爲主而損益之如下文桂枝加桂及桂枝加附子湯桂枝去芍藥加附子湯之類是也

令韶張氏曰此節論桂枝證之總綱下八節俱明桂枝所以解肌之義

桂枝湯方

桂枝三兩去皮○去起呂翻下同去皮刮去粗皮也陶氏本草序例曰削去上虛軟甲錯

處取裏有味者拌之　芍藥三兩　甘草炙二兩

生薑三兩切○玉函曰生薑皆薄切之　大棗十二枚擘○澹博厄劏分擘也玉函曰火棗擘去核陶氏曰棗有大小三枚準一兩

右五味㕮咀三味以水七升微火煮取三升去滓適寒溫服一升服已須臾歠熱稀粥一升餘以助藥力溫覆令一時許遍身漐漐微似有汗者益佳不可令如水流離病必不除若一服汗出病差停後服不必盡劑若不汗更服依前法又不汗後服小促其間半日許令三服盡若病重者一日一夜服周時觀之服一劑盡病證猶在者更作服若汗

不出乃服至二三劑禁生冷粘滑肉麵五辛酒酪臭惡等物㕮音㕮咀才與翻歠川悅翻稀香依翻粥之六覆伏又翻漐直立翻粘女廉翻酪盧各翻臭惡之惡如字

案此方名曰桂枝湯者君以桂枝也桂枝辛溫發散爲解表主見本草墨字桂甘辛大熱主寒熱頭痛通血脈芍藥白字味苦平主邪氣寒熱墨字通順血脈許氏叔微曰中風之證自汗而表洩仲景用桂枝以發其邪芍藥以和其血是也薑棗之用不獨發散專行脾中之津液而和其營衛也甘草能安中攘外用以和中氣且以調和諸藥也此因

證之自汗而更復發汗以解散邪氣攻論中用此湯曰發汗者居多曰解肌曰救表曰解表曰攻表曰和解總皆發汗之意但為汗劑之輕者故發汗此下後表證尚不解者必與此湯殊與麻黃之峻發不同耳前注家謂桂枝湯於發汗中寓斂汗之旨豈其然乎

方後㕮咀者謂細切如大豆其顆粒可以咀嚼也微火煮者取和緩不猛而無沸溢之患也漾澱沾?也陶氏曰兩人用尺木絞澄去垽濁也（本草序例）適寒溫者陶氏又曰服湯寧令小沸熱易下冷則嘔涌

是也須臾玉篇俄頃也歠大飲也禮所謂毋流歠
之歠稀粥也釋名粥濯於糜粥粥然也必啜稀粥
者所以助胃氣即所以助藥力蓋藥力必藉胃氣
以行也龐氏曰凡發汗須如常覆腰以上厚衣覆
腰以下腰足難發汗故也半身無汗病終不解朱
氏曰凡發汗欲令手足俱周濈濈然一時許爲佳
漐漐通雅小雨不輟也乃氣蒸膚潤之情狀流離
通作林漓淋灕金匱下利篇作淋漓汗流貌也李善注陸機
文賦曰流離津液流貌又王褒洞簫賦注曰淋灑
不絶貌淋灑即淋灕同案千金月令凡發汗汗徧即止不可令濈漐亦此義也蓋微

似有汗者是授人以微汗之法也不可令如水流離是禁人以不可過汗之戒也劉藴庭曰病重者三字當從傷寒例作與病相阻即使有所覺病重者十二字最爲明晰本文蓋係遺脫此言其人中必有奸而藥與之相格因致煩鬱使其覺病勢加重者須從容施劑以就其安也楊仁齋曰病人有挾宿恙如痰飲癥癖之類又隔汗而不能出是即此已所謂服桂枝湯反煩不解先刺風池風府者殆此類也（金匱耆芍桂酒湯方後曰若心煩不止者以苦酒阻故也蓋與病相阻之阻與此阻字同義）周時晬時也自今旦至明旦觀即聽其言

而觀其行之觀禁生冷等物者發汗之後中氣暴虛恐生冷之物能傷脾胃也備預百要方凡服藥通忌生冷油滑生謂不煮熟之物冷謂性冷萵苣蕎麥之類油諸胡麻等滑謂葵蓴之類劉茝庭曰攷冷又謂體冷之物油又謂膏脂之屬五辛名昉見周處風土記而昝殷食醫心鏡云五辛蒜葱韭薤薑或謂大蒜小蒜興渠慈葱茖葱說詳於附錄酪說文乳漿也从酉各聲釋名酪澤也乳作汁所以使肥澤也作酪法見賈思勰齊民要術案查玉函及千金翼並不載禁生冷以下十五字外臺引本論但云忌海藻生葱菘菜等而無五辛酒酪之文或疑方後禁忌文後人有錯亦未可知

也此湯冠于本論諸方之首故其煮服之節度仲景諄諄詳言以告之後凡曰依服桂枝湯法者所皆指此也

陶氏曰㕮咀者謂秤畢擣之如大豆又使吹去細末此於事殊不允當藥有易碎難碎多末少末秤兩則不復均平令皆細切之較略令如㕮咀者乃得無末而片粒調和也本草序例

又曰凡云分再服三服者要令勢力相及并視人之強羸病之輕重以為進退增減也

喻氏曰服桂枝要使周身漐漐然似乎有汗者

無非欲其皮間毛竅暫開而邪散也然恐藥力不過又藉熱稀粥以助其煖如此一時之久則竅必速閉則外受之邪盡從外解允爲合法矣不識此意者汗時非失之太過即失之不及太過則邪未入而先擾其營甚則汗不止而亡陽不及則邪欲出而尚閉其門必至病不除而生變仲景言之諄諄後人轉加忽略茲特詳發其義

松陵徐氏曰桂枝湯全料謂之一劑三分之一謂之一服一服即汗不再服無汗服至二三劑總以小病爲主後世見服藥得效者反令多服無效者

卽疑藥誤又復易方無往不誤矣

柯氏曰此爲仲景羣方之魁乃滋陰和陽調和營衛解肌發汗之總方也凡頭痛發熱惡風惡寒其脈浮而弱汗自出者不論中風傷寒雜病咸得用此惟以脈弱自汗爲主耳愚常以此湯治自汗盜汗虛瘧虛痢隨手而愈因知仲景方可通治百病與後人分門證類使無下手處者可同年而語耶

太陽病頭痛發熱汗出惡風桂枝湯主之

此桂枝湯總證前條有脈無頭痛以揭病名此有頭痛無脈以言其治互相詳略也此章最重汗出

二字。魏氏曰必指出頭痛者所以見其身疼體痛骨節疼痛異也案本經仲景撰用羣典以為篇故凡可以闡明證治者或詳或略必取而錄之前條雖頗詳而尚欠頭痛或恐人不曉故又撰此條以補前段之罅是其所以不嫌重複而叮嚀親切告誨後人之義也前注不察或指為衍文重出可謂疏矣

周氏曰即不言脈而浮緩已在言外

柯氏曰此條是桂枝本證四證中頭痛是太陽本證頭痛發熱惡風與麻黃證同本方重在汗出汗

不出者使非桂枝證

太陽病項背強几几反汗出惡風者桂枝加葛根湯主之強其亮翻几音殊几几舊本作几几誤今爲改訂

此論桂枝證而更項背強者之治桂枝證本有項強惟未項與背相引几几然也此乃中風證重一等邪著筋脈以致項筋不舒吳崑曰風寒集筋骨之筋則所過筋脈強直而成痙證稍屬緊閉當以無汗爲正而今反汗出者迺表氣開疎之故宜於桂枝湯中但加葛根以發散外邪宣通經脈也反字對葛根湯證言

成氏曰几音殊几引頸之貌几短羽鳥也短羽之

鳥不能飛騰動則先伸引其頭爾項背強者動亦如之非若几案之几而偃屈也明理論

程氏林曰案說文几字無鈎挑有鈎挑者乃几案之几字也几乃鳥之短羽象小鳥毛羽未盛之形飛几几也故鳧字从几蓋形容其頭項強急之意金匱直解

桂枝加葛根湯方

葛根四兩　芍藥三兩○舊本作二兩今據可發汗篇改

生薑三兩切　甘草二兩炙　大棗十二枚擘

桂枝三兩去皮○舊本作二兩今依玉函改

右六味以水九升先煮葛根減二升內諸藥煮取三升去滓溫服一升覆取微似汗餘如桂枝法將息及禁忌內音納去起呂翻覆扶又翻○原方有麻黃三兩去節六字明係衍文今照玉函減本削去之且煮服去亦多羨字今並刪正

此於桂枝湯內加葛根葛根發表解肌生津液而舒筋脈故痙病亦用葛根其意可見蘇頌曰上大熱解肌開腠理是也

方後將息與消息同劉完素曰消息損益多少也外臺引晉唐方書多用將息字而王獻之帖獻之遂不堪暑氣力恒惙大都將息近似小却

令韶張氏曰按此方止以桂枝湯加葛根故列於桂枝湯中有汗者主之與葛根湯主治無汗者不同令方本即葛根湯無論有汗無汗並用麻黃傳之悞矣案舊本本方湯用麻黃林億朱肱既有詳辨令韶從而删之固是然方後尚剩不須啜粥四字

太陽病下之後其氣上衝者可與桂枝湯若不上衝者不得與之下遐嫁翻上時掌翻〇舊本桂枝湯下有方用前法四字蓋係後人注脚今從玉函脈經千金翼删正

此釋太陽誤下之證治太陽病外證未解而誤下之則胃氣虛損邪氣乘之當內陷而爲痞爲結下

陷而成協熱下利矣以下後而其氣上衝則裏氣尚持與邪爭知外邪未陷胸未痞結當從外解可與桂枝湯所謂上衝者上撞于心胸也金匱痓病篇葛根湯證曰氣上衝胸又腹滿篇曰夫瘦人繞臍痛云云反下之其氣必衝不衝者心下則痞又欬嗽病篇氣從少腹上衝胸咽又云與茯苓桂枝五味甘草湯治其氣衝其次條云衝氣即低云云前方去桂外臺引深師木防已湯即金匱防已黃耆湯方後云氣上衝者加桂心本經不可發汗篇云氣上衝正在心端並可以見也前輩或謂經

氣上衝爲頭痛項强等證非是若不上衝則裏氣虛餒其邪已下陷變病不一當隨宜施治論中誤治諸法詳觀自明桂枝湯不可與之也

龐氏曰太陽病下之後氣上衝其脈必浮可依證發汗不與汗則成結胸也

太陽病三日已發汗若吐若下若溫針仍不解者此爲壞病桂枝不中與之也觀其脈證知犯何逆隨證治之下趣嫁翻後汗下之下並同中丁仲翻

此論太陽壞病之證三日約略言其日數之多若字作或字看溫針乃內經所謂燔針焠針王冰注

素問調經論曰焠針火針也太陽傷寒加溫針必驚條千金翼引作火針可以證也千金方云火針亦用烽針油火燒之務在猛熱不熱即於人有損也黄氏曰燒針之法今不傳無攷此說似是劉茝庭曰壞病者誤治之後陰陽無復綱紀證候變亂難以正名名是也蓋壞崩壞也猶墻壁之壞不得言之墻壁矣或得之誤汗或得之誤下或誤吐或溫針不必遍歷諸治也皆是因素稟強弱宿恙有無與誤逆之輕重而其證候不同所謂汗後之汗漏動經胸滿悸築下後之結胸痞鞕協熱下利吐

後之內煩吐食火逆之驚狂奔豚之類即是也觀少陽壞病條有柴胡證罷四字可見爲桂枝證罷故不可復用也不中用語見史記始皇紀外戚世家等三書曰中得也封禪書康后與王不相中訓爲得高誘呂覽注曰中猶得見惠棟周禮古義知犯何逆者謂不當汗而汗不當下而下或汗下過甚皆不順於理故云逆也隨證治之者即下文誤汗誤吐誤下誤燒鍼諸條其治也案壞病證特見于太陽少陽而陽明及三陰不言壞病者在表之誤治極多在裏之誤治極少乃偶致誤惟可以重其病而一

小誤

定之治非可施故其脈證因當尋討部位亦易爲甄別是其所以不立壞病之名豈如太少二病之變證多端頭緒紛紜錯出也

王氏曰隨證治之者如從云汗後病不解及發汗若下之病仍不解茯苓湯主之之類是也隨證治之一句語活而義廣主幹諸家以壞病別作一證而以羊肉湯主之誤矣

喻氏曰陽明何以無壞病邪曰陽明之誤治最多其脈證因當辨別但不得以壞病名之也蓋使汗下燒鍼屢誤其病亦止在胃中原有定法可施與

壞證無定法之例微有不協

錢氏曰六病之中仲景獨以陽病之太少為言者蓋以在表之誤治居多在裏之誤治少也且二病之表裏虛實疑似多端難於察識其誤治獨多變逆尤甚其害有不可勝言者故特立此一法以重其事也學者其可忽諸

桂枝本為解肌若其人脈浮緊發熱汗不出者不可與之也常須識此勿令誤也識音志

此言桂枝湯本解散肌表之邪而為表疎汗泄者設也解肌解散肌表之邪也巢源小兒解肌發汗

候云解其肌膚是也若其人脈浮緊發熱汗不出者使表閉無汗之證爲麻黃湯所主桂枝湯不可與也醫工常須認識此證勿令誤服之也識與誌同即默而識之之識也案表閉無汗之證既不宜桂枝則脈浮緩發熱汗自出者其不可與麻黃也必矣學者不待子貢之明亦當聞一以知二也又桂枝麻黃並解肌發汗故此段謂解肌而他桂枝湯條乃曰發汗麻黃本草白字云發表而墨字廼云解肌陶氏亦曰解肌第一外臺秘要有麻黃解肌湯葛根解肌湯脈經曰脈濡而緊醫以爲大熱

解肌而發汗又巢源載小兒傷寒解肌發汗候乃知解肌解散肌邪之謂解肌二字不專屬于桂枝昔人或謂桂枝解肌麻黃發汗殆膠柱之見也

常氏器之曰可麻黃湯

程氏曰常須識此要人著眼在常字上

汪氏曰醫者常須識認此證勿令病家錯誤服之

若酒客病不可與桂枝湯得之則嘔以酒客不喜甘故也喜訓意翻

此論酒客之治酒客平素好飲之人也嘔亦吐也酒家麯蘖之毒蓄熱于胸中故雖有桂枝證不可

與桂枝湯得之則嘔以酒客不喜甘而桂枝湯味甘更致中滿不能納故也

戴氏元禮曰嘔者不宜用桂枝湯合於本方加半夏一錢添薑煎

陳氏藏器曰凡酒忌諸甜物

柯氏曰仲景用方慎重如此言外當知有葛根連芩以解肌之法矣

喘家作桂枝湯加厚朴杏子佳

此揭喘家之治喘家屬平素有此證者兼感風邪勢必作喘謂之喘家亦自有一定之治而不得與

[illegible]泛常人同例也故必桂枝湯中加入厚朴杏子乃佳杏子即杏人也楊伯嵒曰俗稱果中子曰人臆乘

松陵徐氏曰別錄厚朴消痰降氣本草經杏人主咳逆上氣

凡服桂枝湯吐者其後必吐膿血也

此章蓋係後人闖挿何則其後必吐膿血是逆料之辭而驗之治術殆覺不爾今從舒氏說不敢强釋諸家曲爲之解亦未免傅會矣

舒氏曰酒客病不可與桂枝得湯則嘔者其後果

必吐膿血乎蓋積飲素盛之人悞服表藥以耗其陽而動其飲上逆而吐亦常有之若吐膿血者從未之見也定知叔和有錯

太陽病發汗遂漏不止其人惡風小便難四肢微急難以屈伸者桂枝加附子湯主之

此辨汗多亡陽表邪未盡筋脈津燥者之證治太陽病固當汗然不取微似汗而發之太過如水流離或藥不對證則表陽失守皮腠大開其汗遂漏而不止太陽病本惡風汗後當愈今仍惡風則因發汗不如法表邪未解也小便難者汗外泄而亡

津液陽氣內虛不能施化也李氏梴曰小便難者出不快也四支諸陽之本也四肢微急難以屈伸者汗多亡陽而津液熯燥筋脈失滋養故微急而屈伸不利也乃與桂枝加附子湯以驅餘邪固表氣而復津液矣

成氏曰四肢微急難以屈伸者亡陽而脫液也針經曰液脫者骨屬屈伸不利與桂枝加附子湯以溫經復陽（針經文出靈樞決氣篇）

柯氏曰此與傷寒自汗條頗同而義殊彼脚攣急在未汗前是陰虛此四肢氣在汗後是陽虛自汗

因心煩其出微遂漏因亡陽故不止小便數尚未難惡寒微不若惡風之甚攣急在脚尚輕于四肢不利故彼用芍藥甘草湯此用桂枝加附子其命劑懸殊矣

松陵徐氏曰四肢微急難屈伸乃津脫陽虛之象但不至亡陽耳若更甚而厥冷惡寒則有陽脫之慮當用四逆湯矣

又曰桂枝同附子服則能止汗回陽

桂枝加附子湯方

桂枝三兩去皮　芍藥三兩　甘草三兩炙

生薑三兩切　大棗十二枚擘　附子一枚炮去皮破八片○陶弘景曰附子塘灰中炮令微坼削去黑皮乃秤之

右六味以水七升煮取三升去滓溫服一升本云桂枝湯今加附子將息如前法案本云以下蓋後人所加屬宜刪却今姑存其舊下並同

此乃津脫陽虛之證更加餘邪纏綿故於桂枝湯內加附子以固表陽驅餘邪也蓋玄武四逆急於回陽此方意重在非表今桂枝與附子同用發汗之劑却為固表斂津之用仲景立方精義入神

郭氏曰桂枝附子湯非桂枝加附子湯也朱氏名

曰桂附湯者是也所生不同而世多誤用故朱氏少辨其名今桂枝加附子湯係桂枝第六方桂枝附子湯係桂枝第十七方宜詳之

錢氏曰此方於桂枝全方內加附子者故多一加字作桂枝附子湯芍藥已去非桂枝全湯乃別是一方故無加字

太陽病下之後脈促胸滿者桂枝去芍藥湯主之若微惡寒者桂枝去芍藥加附子湯主之原本微惡寒作微寒今據成本玉函訂正

此論太陽誤下胸中陽虛之證治脈促者表未盡

之診也葛根黃芩黃連湯條曰太陽病桂枝證醫反下之利遂不止脈促者表未解也促短促也與一下止復來之促不同胸滿病人自覺之狀非醫者可抑按以得之也此誤下以損胸中之陽邪氣乘客以爲胸滿故去芍藥以避胸中之滿然表邪仍在故用桂枝散表併亦扶其陽若更增微惡寒則陽氣大虧致不能衛外而生外寒矣乃陽虛之稍甚者是所以加附子救護其陽也

程氏曰誤下脈促但見胸滿而又非結胸鞕痛者此明屬下後陽虛所致

汪氏曰惡寒而曰微非發熱惡寒之比此陽虛已極故於去芍藥方中加炮附子以溫經助陽氣

令韶張氏曰上節言太陽汗後亡陽此節言不但汗可以亡陽即下亦可以亡陽也

桂枝去芍藥湯方

桂枝三兩去皮 甘草二兩炙 生薑三兩切

大棗十二枚擘

右四味以水七升煮取三升去滓溫服一升本云桂枝湯今去芍藥將息如前法

桂枝去芍藥加附子湯方

桂枝去皮三兩　甘草炙二兩　生薑切三兩

大棗十二枚擘　附子一枚炮去皮破八片

右五味以水七升煮取三升去滓溫服一升本云

桂枝湯今去芍藥加附子將息如前法

此乃桂枝湯去芍藥者後方更加附子劉茝庭曰

蓋芍藥腹滿用之而胸滿忌之者豈以其味酸澁

泥膈歟甘草減用殆亦避滿之意也楊士瀛曰芍藥入榮其性

利故去之亦是一說只傷寒總括

徐氏曰脈促胸滿者中虛而表邪仍在太陽之邪

未盡故用桂枝

施氏曰芍藥一味獨下利於失血虛寒之人反足增劇古人云減芍藥以避中寒誠不誣也續易簡方附子湯條

尤氏曰去芍藥者恐酸寒氣味足以留胸中之邪且奪桂枝之性也

太陽病得之八九日如瘧狀發熱惡寒熱多寒少其人不嘔清便自可一日二三度發脈微緩者為欲愈也脈微而惡寒者此陰陽俱虛不可更發汗更下更吐也面色反有熱色者未欲解也以其不能得小汗出身必痒宜桂枝麻黃各半湯舊本自可上有欲字不可發汗篇玉函脈

經非作續然終不若
芟去爲穩今竊刪正

此論太陽中風證經日不愈以致邪鬱也當分作三截看太陽病得之八九日至一日二三度發此一節乃自初至今之總證脈微緩者欲愈也此一節受上文舉不待汗而自愈之候脈微而惡寒者至不可更發汗更下更吐也此一節論陰陽俱虛者不宜發汗吐下宜加溫養之義而面色反有熱色者句却是直接上文一日二三度發句爲桂麻各半湯所生廼係倒筆法八九日約言日數之久也言太陽八九日之久而更不傳入少陽陽明則

是本表疏邪輕然經曰失汗乃致邪鬱于表而遷延不解其證如瘧狀者非真是瘧謂有往來寒熱而無作輟之常也則是表鬱稍深之故熱多寒少使邪滯肌肉之微惟寒熱如瘧疑于少陽而不嘔則知非少陽熱多寒少嫌于陽明而清便自可則亦非陽明清便大便也脈經云清溲痢通是也清與圊同說文廁清也从广則聲徐曰廁古謂之清者以其不潔當常清除之也朱氏曰清便自調即是大便如常一日二三度發則其邪滯於表而不得出故也況面色反有熱色則邪未欲解成氏曰

熱色爲赤色也外臺引小品奔豚湯云面乍熱赤色劉茝庭曰攷面赤證參二陽併病面色緣緣正赤及陽明病面合赤色當是表鬱兼裏熱者所致今但表鬱而有之故下一反字是知以病來未曾小小發汗故邪鬱而身痒也小字亦須留意乃見大汗流離必在所禁也身痒者盖邪迫筋骨則痛鬱肌肉則痒也此當發汗然本是中風表疎故不宜麻葛之發今則鬱甚桂枝之力殆有不及是以酌量麻桂二湯之間立此方以主之也若夫脈微緩者邪日數過多其人不嘔清便自調脈亦微緩

則邪既浮淺熱亦輕微脈證皆向安之兆故知邪氣將解不待汗而欲自愈也脈微緩之微非微細之微言較前略覺和緩也蓋此證雖或有寒熱不必如瘧狀一日二三度發也脈微惡寒之微乃輕微細小之微非微緩之微也若脈微而但惡寒乃此陰陽俱虛即大青龍湯條下之脈微弱汗出惡風之義是當溫養如桂枝加附子湯及附子湯之屬而發汗吐下均在所禁矣更字與反字同義蓋此段與桂枝二麻黃一湯及桂枝二越婢一湯文雖詳略意互相發學者當與彼二條參看自明矣

程氏曰脈微而惡寒是寒熱未作時之脈證

尤氏曰病在太陽至八九日之久而不傳他證其表邪本微可知不嘔清便自可則裏未受邪可知病如瘧狀非真是瘧亦非傳少陽也乃正氣內於數與邪爭故也至熱多寒少一日二三度發則邪氣不勝而將退舍矣更審其脈而參驗之若得微緩則欲愈之象也若脈微而惡寒者此陰陽俱虛當與溫養如新加湯之例而發汗吐下均在所禁矣若面色反有熱色者邪氣欲從表出而不得小汗則邪無從出如面色緣緣正赤陽氣怫鬱在表

當解之薰之之類也身癢者邪盛而攻走經筋則痛邪微而遊行皮膚則癢也夫既不得汗出則非桂枝所能解而邪氣又微亦非麻黄所可發故合兩方爲一方變大劑爲小制桂枝所以爲汗液之地麻黄所以爲發散之用且不使藥過病以傷其正也

桂枝麻黄各半湯方

桂枝一兩十六銖去皮○銖音殊說文權十分黍之重也从金朱聲陶氏本草序例曰以十黍爲一銖六銖爲一分四分成一兩　芍藥

生薑切　甘草炙　麻黄各一兩去節

大棗四枚擘　杏人二十四枚湯浸去皮尖及兩人者○案子藏翻舊本人字並作仁今從成本及朝鮮國醫方類聚引改下同案段玉裁曰果人之字自宋以前本草方書詩歌紀載無不作人字自明成化本草乃盡改爲仁於理不通

右七味以水五升先煮麻黄一二沸去上沫內諸藥煮取一升八合去滓溫服六合本云桂枝湯三合麻黄湯三合併爲六合頓服將息如前法湯方味翻後並同○案本云以下後人所加方中各藥已注明分兩則此二十三字屬宜刪去今姑存其舊下文桂二麻一湯桂枝二越婢一湯方後並同

此證單用桂枝則力弱不足以遠表鬱又單用麻黄則力峻恐有大汗淋漓之患是以斟量麻桂三

湯之間立此方以與邪相適乃小小汗出邪散鬱解而又無過不及之禍尤見仲景用方之神中西子文以爲此後人合方之權輿而猶近于桂枝者也殆然矣

林氏億曰今以筭法約之二湯各取三分之一非各半也宜云合半湯

松陵徐氏曰案此方分兩甚輕計共約六兩合今之秤僅一兩三四錢分三服秖服四錢零乃治邪退後至輕之劑猶勿藥也

太陽病初服桂枝湯反煩不解者先刺風池風府却

與桂枝湯則愈

此論邪鬱輔治之法煩熱悶也素問刺瘧篇熱甚生煩是煩與熱異煩字成氏但訓爲熱似未悉其義柯氏曰熱鬱於心胸者謂之煩發於皮肉者謂之熱亦是太陽病初服桂枝湯第一升而反煩悶不解者非桂枝湯不當用也乃邪熱熾盛鬱于表之故所謂與病相阻者是也然本是中風表疏非麻葛之可發先宜行刺法以疏其邪熱而却更與桂枝湯則自然汗出病愈而亦無煩悶之患也攷甲乙經風池二穴在顳顬後髮際陷中足少陽

陽維之會風府一穴在項髮際上一寸大筋中宛宛中督脈陽維之會素問骨空論曰風從外入令人振寒汗出頭痛身重惡寒治在風府太素作惡風其楊上善曰風爲百病之原風初入身凡有五種一者惡寒二者汗出三者頭痛四者身重五者惡風寒宜觀虛實取之風府風府者受風要處也又曰大風頸項痛刺風府風府在上椎

程氏曰可見服藥尤須輔之以法

魏氏曰此條乃申解太陽中風病風邪太盛於藥力外兼施刺法以驅邪示人法外有法也

服桂枝湯大汗出脈但洪大者與桂枝湯如前法若

形如瘧一日再發者汗出必解宜桂枝二麻黃一湯洪戶公翻○舊本洪大上無但字今據玉函脈經補如瘧原作似瘧玉函脈經千金及翼並作如瘧今從之醫心方引集驗方作日二發

此揭汗後邪鬱之證治而與前桂麻各半湯條互意前條言八九日又言發熱惡寒熱多寒少其人不嘔清便自可此並不言者省文也但前條言一日二三度發則其邪稍重此言一日再發則其邪稍輕言太陽病服桂枝湯當取微似汗而發汗不如法今大汗出脈洪大則邪頗有欲入陽明之機然脈但洪大而更無他證則仍在太陽之表當再

與桂枝湯以發其汗如前法謂溫覆啜粥之法如前桂枝湯方後所論也若大汗出後日久不解如瘧狀發熱惡寒熱多寒少一日再發其人不嘔清便自調則無少陽陽明之證便因發汗失法致邪氣羈留于表而不解是以少與麻黃湯多與桂枝湯小發其汗則愈其不用麻桂各半者蓋因大汗已出邪鬱稍輕也

龐氏曰服桂枝湯大汗出脈洪諸候不改者服桂枝湯

許氏弘曰聖人之用方如匠者之用衡矩分毫無

重不敢違越且傷寒之方一百一十有三貝中用桂枝麻黄者大半非曰繁復乍乎分兩之增減也今此一證乃是服桂枝湯大汗出後其形如瘧日再發者是原發汗不盡餘邪在表所致也爲其先發汗後是以少與麻黄湯多與桂枝湯取和其榮衛取微汗則解也

桂枝二麻黄一湯方

桂枝一兩十七銖去皮　芍藥一兩六銖　麻黄十六銖去節

生薑一兩六銖切　杏人十六箇去皮尖　甘草一兩二銖炙

大棗五枚擘

右七味以水五升先煮麻黄一二沸去上沫内諸藥煮取二升去滓溫服一升日再服本云桂枝湯二分麻黄湯一分合爲二升分再服今合爲一方將息如前法

此取桂枝湯三分之二麻黄湯三分之一合而爲方與桂麻各半湯其意略同但此因大汗出之後故桂枝略重而麻黄略輕

張氏曰詳此方與各半藥品不殊惟銖分稍異而證治所分可見仲景於差多差少之間分毫不苟也

尤氏曰若其人病形如瘧而一日再發則正氣內勝邪氣欲退之徵設得汗出其邪必從表解然非重劑所可發者桂二麻一湯以助正而兼散邪而又約小其制乃太陽發汗之輕劑也

服桂枝湯大汗出後大煩渴不解脉洪大者白虎加人蔘湯主之蔘字本作參案李時珍曰人蔘後世用參星之字代之從簡便爾惟張仲景傷寒論尚作蔘又成氏音釋載蔘音參的知古本作蔘故今從之下並同

此承上文而示人大汗後更有一證之義言服桂枝湯固當取微似汗而反大汗流離則津液耗竭胃中乾燥外熏內灼心煩大渴而不解盡煩渴所

演而[illegible]之謂參論中自餘諸條可知矣或以爲熱渴非是也脈洪大則陽明篇所謂陽明脈大者是也然唯是以胃家焦燥不有燥屎壅結故與白虎加人參湯以清熱生津則煩渴自除而病愈矣

汪氏曰此條當是太陽證罷轉屬陽明之證其不入陽明篇者以其服桂枝湯後之變證且與上條脈證相同但加煩渴用藥霄壤前賢著書欲使後學悉心體認而已叫此二條中一爲詳辨則用藥制方之道實非苟焉而已

白虎加人參湯方

知母六兩　石膏一斤碎綿裹○碎蘇內翰陶弘景曰凡湯酒膏中用諸石皆細擣之如粟米亦可以葛布篩令調並以新綿別裹內中外臺同州孟使君水石法云所以辛苦料理使光滑者恐不浮所薄入腸胃石膏綿裹恭亦此類又外臺引崔氏療瘧會稽賴公常山湯方後取藥滓石膏裹置心上案綿纊也左思吳都賦鄉貢八蠶之綿又王褒聖主得賢臣頌純綿之麗密劉良曰純綿繒帛也又梔子豉湯香豉綿裹金匱作絹裹可互證也

甘草二兩炙　粳米六合○外臺引千金溫瘧白虎加桂枝湯方後傷寒論云用秕粳米不熟稻米是也　人蔘三兩

右五味以水一斗二升煮米熟去滓內諸藥煮取六升去滓溫服一升日三服舊本煮服法文太疎今照外臺訂正

案醫心方引千金方白虎湯名白獸湯避唐太祖

謂也本湯議詳開于太陽下篇茲不具論其加人蔘者更爲生津止渇殆不爲補虚之用也

太陽病發熱惡寒熱多寒少脉微弱者此無陽也不可發汗宜桂枝二越婢一湯

此亦中風證經日失汗以致邪鬱更甚者與前桂麻各半湯及桂二麻一湯互意而麻一湯省寒熱但言如瘧狀此段言寒熱而省如瘧狀其人不嘔清便自可亦此條所同且前段言日再發者則其邪爲稍輕此節不言發數則其熱爲尤重於是設此湯以發越鬱陽殆猶麻黄之有大青龍也若其

脈微弱者不可發汗蓋是示此方不可輕用之戒與各半湯之脈微而惡寒大青龍之脈微弱同例乃係斜筆法無陽與亡陽同唯是陽虛之謂成氏曰無陽者亡津液也但本文甚約故不易察諸注闕貼框捏總不說去矣

桂枝二越婢一湯方

桂枝去皮　芍藥　麻黃

甘草各十八銖炙　大棗四枚擘　生薑一兩二銖切

石膏二十四銖碎綿裹○錢氏曰二十四銖乃一兩也

右七味以水五升煮麻黃一二沸去上沫內諸藥

服桂枝湯大汗出宜桂枝
二麻黃一湯法第
二四十三投圖
白虎加人參湯法
服桂枝湯大汗出後大
煩渴不解脈洪大
者

煮取二升去滓溫服一升本云當裁爲越婢湯桂枝湯合之飲一升今合爲一方桂枝湯二分越婢湯一分

案婢與脾古字通用外臺秘要一云起脾湯玉函經煎法二婢字並作脾可證成氏曰發越脾氣通行津液乃此義也此方較之桂麻各半湯及桂二麻一湯其力尤峻蓋石膏與麻黃同用則走表驅熱以發越鬱陽也

林氏曰今以筭法約之桂枝湯取四分之一越婢湯取八分之一

劉茝庭曰桂枝三越婢一其力緊桂二麻一其力慢桂麻各半在緊慢之間矣

唐氏不巖曰桂枝麻黄各半湯即桂枝證藥也桂枝二麻黄一湯即麻黄證藥也桂枝二越婢一湯即大青龍證藥也總是一太陽病病與時且有淺與深脈與形證有態與否權衡劑量不失銖黍於此見古人立方之妙

吳氏人駒曰發散表邪皆以石膏同用者蓋石膏其性寒寒能勝熱其味薄薄能走表非若芩連之輩性寒味苦而厚不能升達也

服桂枝湯或下之仍頭項强痛翕翕發熱無汗心下滿微痛小便不利者桂枝加茯苓术湯主之舊本桂枝下有去桂二字术上有白字今並刪正

此條爲汗下後表不解而裏有水者立治法也服桂枝湯或下之均失其治矣而仍頭痛項强翕翕發熱則爲邪氣仍在表也無汗成氏以爲水飲不行津液內滲之所致是也心下滿微痛小便不利者皆停飲之證蓋宿飲爲邪所動而令然也故與桂枝湯以驅表邪加茯苓术以行水飲也案此證與五苓散證近似然無煩渴即裏無熱之徵况頭

項强痛翕翕發熱則裏水輕而表證重故與此湯以導解表邪爲主旋利水也

成氏曰頭項强痛翕翕發熱雖經汗下爲邪氣仍在表也心下滿微痛小便利者則欲成結胸今外證未罷無汗小便不利則心下滿微痛爲停飲也與桂枝湯以解外加茯苓术利小便行留飲也

魏氏冋曰仍者徒見其表證未解不深裏證而已

桂枝加茯苓术湯方

桂枝三兩去皮○舊本此六字所無今照桂枝湯方補添　芍藥三兩　甘草二兩炙　生薑切

术舊作术上有白字今從脈經削去下文並同案术分赤白昉見陶弘景本草經集註所謂赤术卽蒼术也蓋仲景之時未曾有蒼白之分素問病能論曰澤瀉术各十分本草經亦只稱术而不分蒼白此後人所加明矣又叢須曰古方云术者乃白术也非謂今之术矣

茯苓各三兩　大棗十二枚擘

右七味以水八升煮取三升去滓溫服一升小便利則愈本云桂枝湯今加茯苓术舊本七味作六味今下有去桂枝三字今并訂正

此方乃桂枝湯本方加茯苓术者猶桂枝加葛根湯桂枝加附子湯之例舊本誤錯去桂二字不知何義而前注更畫蛇添足豈非可哂乎

劉廉夫曰案成注不及去桂之義但云桂枝湯以解外則成所注本無去桂二字歟若不去桂而用此方於此證或有效驗王肯堂以降多爲水飲所致然無的據金鑑則依桂枝去芍藥之例爲去芍藥之誤其說亦難從矣

傷寒脉浮自汗出小便數心煩微惡寒脚攣急反與桂枝湯欲攻其表此誤也得之便厥咽中乾煩燥吐逆者作甘草乾薑湯與之以復其陽若厥愈足溫者更作芍藥甘草湯與之其脚卽伸若胃氣不和讝語者少與調胃承氣湯若重發汗復加燒針者四逆湯

主之數色角翻攣力全翻乾音干復加之復扶又翻○舊本桂枝下脫湯字今據成本補

此揭中風證血氣俱乏者之證治傷寒脈浮自汗出微惡寒者病爲在表乃桂枝湯證也然小便數而少心煩悶脚攣急則不當表疏陽津素歉經曰傷寒二三日心中悸而煩煩與此同情則是建中新加之屬所主也而反與桂枝本湯欲攻其表非誤而何得之便厥者厥爲亡陽不能與陰相順接咽中乾爲津液寡煩躁吐逆爲寒格而上也於是作甘草乾薑湯散寒溫裏以回其陽陽回則厥自愈足自溫更有其脚未伸者重與芍藥甘草湯以

滋陰養血舒其筋而緩其拘急脛乃得伸矣若得其脚伸後或讝語者由自汗小便數胃家先虛津液乾少又服乾薑性燥之藥以致陽明內結讝語然非邪實大滿之比故但用調胃承氣以調之仍少少與之則胃中和潤而內結自解乃乾薑之燥熱固足以長陽氣而不足爲之患矣盖陽氣內有所主則雖胃燥讝語不過消黃僅潤滑之耳若夫正氣之脫雖扁復生無所下手仲景寧懼正氣之虛而不嫌乾薑之燥也若前此重發汗或加燒針劫取其汗以致亡陽證具則又非甘草乾薑湯

所能治故當與四逆湯以急救其陽也柯氏曰兩若字有不必然意案此段歷敘病證以明用藥之次第當如此蓋前後凉熱之變更如列陳如轉環井井有條而不紊自非仲景之妙孰能至是哉後之學者可不以此爲法推廣而應變於無窮焉

松陵徐氏曰傷寒脈浮自汗出小便數心煩微惡寒以上俱似桂枝證脚攣急裏虛之象只此一證决非桂枝證矣凡辨證必於獨異處着眼陰陽錯雜之證多方以救之必有餘邪在胃故少與調胃承氣湯以和之

中西子文曰或曰加燒針下必脫四肢厥冷字曰不然承氣之於胃實四逆之於厥逆則證之所定故詳於證而略於方也是以舉承氣則知其胃實舉四逆則知其厥冷

劉茝庭曰有中風證重一等血氣俱乏者何此條是也此證不齊表疎其人陽津素少故雖桂枝本湯猶過其當蓋與少陰稍近似而不比彼之寒盛故雖經誤汗僅須甘草而陽回之後或變胃燥若其重誤汗則變爲純陰證也

尤氏曰此條前後用藥溫涼補瀉絕不相謀而適

以相濟非深造自得卓有成見者焉能及此

甘草乾薑湯方

甘草四兩炙　乾薑二兩

右二味以水三升煮取一升五合去滓分溫再服

此即四逆湯中去附子者本草熙字甘草溫中下氣治煩滿短氣白字乾薑辛溫溫中方氏曰甘草益氣乾薑助陽二味合用以專復胸中之陽氣也覩下文胃中不和之語則知此證津液素枯或有變胃燥之機然厥逆煩躁亡陽之兆既見則若不速救陽則眞陰内錮霜凝冰堅所繇來矣於是即就

四逆湯中去附子之剛燥但留甘草二味以復陽氣乃回陽之輕劑也後人用以治男婦吐紅之疾極效

芍藥甘草湯方

芍藥（舊本作白芍藥今從玉函删去白字）　甘草各四兩炙

右二味以水三升煮取一升五合去滓分溫再服

本草疊字芍藥通順血脈緩中甘草通經脈利血氣蓋本證氣血俱虧仲景之意與前方復其陽氣而後用此方以補其陰血其證各別見藥亦別行如此也

調胃承氣湯方

大黃四兩去皮清酒洗○案大黃清酒洗者蓋畏其苦寒傷胃也

甘草二兩炙　芒消半升○外臺寒疝門芒消一升重十兩

右三味以水三升煮取一升去滓内芒消更上火微煮令沸少少溫服之

承順也故外臺本方後云以調胃承氣則愈方中大黃苦寒可以蕩實芒消鹹寒可以潤燥又恐其性力之峻更以甘草之甘緩和二藥而生津液此藥行則胃中調和而裏氣承順故曰調胃承氣案此謂陽津素乏誤與桂枝復與甘草湯甘桂辛熱

耗胃中津液因而讝語然虛陽初復未可峻下故本條已言少與又方後所煮僅不過一升而少少服之則不過暫假之以濡其胃而止讝語耳乃與陽明篇曰頓服者自有分寸

柯氏曰少少服之是不取其勢之銳而欲其味之留中以濡潤胃府而存津液也

金鑑曰方名調胃承氣者有調和承順胃氣之義非若大小承氣專攻下也

四逆湯方

甘草二兩炙　乾薑一兩半　附子一枚生用去皮破八片○陶弘

景曰附子烏頭若干枚者去皮畢以半兩準一枚劉茝庭曰按半兩充今一分七釐四豪此他藥殊輕陶說可疑

右三味以水三升煮取一升二合去滓分溫再服強人可大附子一枚乾薑三兩

此方曰四逆者所以治四支厥逆而名之也若重發其汗更加燒針取汗則不止厥逆煩躁孤陽將絶矣故以附子濟陽爲君乾薑佐附子以溫中甘草調和二藥以散寒通陽則陽回氣煖而四肢無厥逆之患矣前注或以甘草分兩特重指爲君藥殊欠斟酌金匱嘔吐篇載本方云附子一枚生用乾薑

一兩半甘草炙二兩右三味云云以附子冠于諸藥之上盖係仲景舊文

中西子文曰強人羸者當就病之輕重緩急與其人之勝藥否而辨之不宜以平素論也如白散及十棗湯皆然矣

問曰證象陽旦按法治之而增劇厥逆咽中乾兩脛拘急而讝語師言夜半手足當溫兩腳當伸後如師言何以知此答曰寸口脈浮而大浮爲風大爲虛風則生微熱虛則兩脛攣病形象桂枝因加附子參其間增桂令汗出附子溫經亡陽故也厥逆咽中乾煩

燥陽明內結讝語煩亂更飲甘草乾薑湯夜半陽氣還兩足當伸脛尚微拘急重與芍藥甘草湯爾乃脛伸以承氣湯微溏則止其讝語故知病可愈乾音干脛胡定翻躁子到翻飲於鴆翻重直龍翻溏音唐○舊本師下剩一日字今從玉函刪

此即前條之意而設為問答以申明其義也龐氏曰陽旦即桂枝異名金匱產後門陽旦湯即桂枝湯張錫駒曰桂枝一名陽旦謂陽春平旦之氣也劉蔭庭曰本條擬以桂枝增桂加附子者殊不無疑何以言之夫既為附子所宜則誤汗便厥之際不得不從與四逆而僅用單味小方竊恐萬無其理因攷此章必後人之羼魚目混珠何

待指摘而後見耶今不敢强釋

舒氏曰按此條說出許多無益之語何所用之吾不能曲爲之解也

尤氏曰此即前條之意而設爲問答以明所以增劇及所以病愈之故然中間語意殊無倫次此豈後人之文耶昔人讀考工記謂不類於周官余於此亦云

以上十九章統論太陽中風諸證○案此篇首論太陽之綱領與寒熱之大要而次以桂枝湯總治曰桂枝加葛根曰桂枝加厚朴杏

子曰桂枝加附子曰桂枝去芍藥及加附子
曰桂枝加茯苓朮皆從本方加減者也曰桂
麻各半曰桂枝二麻黃一曰桂枝二越婢一
此三方亦是從本方變化者也惟白虎加人
蔘一方乃因桂二麻一湯遂連類及之以備
檢查一端其結以甘草乾薑芍藥甘草調胃
承氣四逆諸方寒熱相錯攻補兼臨用方之
機殆盡于此矣然前後一貫總不離乎中風
一類之證治其間有總證有兼證或失乎汗
或失乎下若吐若溫針誤逆之候禁誡之辭

喘家酒客之治迄針刺輔治之法並與駢列纖悉不遺所謂綿裏有針草中蛇眠極變化錯綜之妙此乃上篇編次之旨也學者焉可不潛心考索也哉

傷寒論疏義卷第一終

傷寒論疏義卷第二

江都　喜多村直寬士栗　學

辨太陽病脈證并治中

太陽病項背強几几無汗惡風葛根湯主之

此言傷寒邪著筋脈之證項背強几几更甚於項強而其人則無汗較之麻黃湯證既無身體疼痛之甚況脈亦浮而不緊數是未迫骨節猶著筋脈者邪爲稍輕故於桂枝湯中加葛根麻黃以發外邪舒筋脈也惡風乃惡寒之互文也

松陵徐氏曰前桂枝加葛根湯一條其現症亦同

但彼云反汗出故無麻黃此云無汗故加麻黃也喻氏因誤以麻黃本湯加葛根大發其汗將無項背强几几者變爲經脈振搖動惕乎此仲景之所爲精義入神也

葛根湯方

葛根四兩　麻黃三兩去節　桂枝二兩去皮

生薑二兩切　甘草二兩炙　芍藥二兩

大棗十二枚擘

右七味以水一斗先煮麻黃葛根減二升去白沫內諸藥煮取三升去滓溫服一升覆取微似汗不

須啜粥餘如桂枝法將息及禁忌諸湯皆倣此内音
納○覆取微似汗下不須啜粥四字舊
本所無今從成本玉函千金翼補添
此於麻桂二湯之間衡其輕重而爲之治者也葛
根味甘爲發表中之凉藥故能起陰氣而生津液
滋筋脈而舒其牽引也其減用桂芍者以有麻葛
之發也前輩或言葛根是陽明主藥殊屬無謂矣
方後先煮麻黄葛根者蓋主藥爲先而餘藥次之
陶弘景曰凡湯中用麻黄皆先別煮兩三沸掠去
其沫更益水如本數乃内餘藥不爾令人煩殆爲
是也陶言出本草序例

蘇氏頌曰張仲景治傷寒有葛根及加半夏葛根黄芩黄連湯以其主大熱解肌開腠理故也本草圖經

太陽與陽明合病者必自下利葛根湯主之

此揭太陽陽明合病之證治必者對下文不下利之辭乃桂枝加葛根湯證反汗出之反字與對葛根湯證無汗而言同義自下利者謂不經攻下而自溏泄也此段稱陽明者唯是指下利一候而言不必胃實候兼見故松陵徐氏曰合病全在下利一症審出程氏曰必須兼脈法斷之蓋表熱熾盛勢迫及裡則胃氣擾動下奔而利謂之太陽陽明

合病也治之以葛根湯發太陽之表表解而胃氣亦隨和矣緊陽明一證得病日深或表證經汗下不解津液枯涸腸胃熯燥邪氣乘之而闖入于胃中是也故熱邪薰爍爲讝語自汗煩渴不大便等證而今乃曰太陽陽明合病則邪入表直內侵而犯胃胃之津液未及熯涸而腸胃倏然失守所以不爲結實而必爲下利也然已無讝語胃實候而却稱之太陽陽明合病者蓋頭痛惡寒則屬之太陽而惟下利一證關于陽明可知也夫病在表而亦關于胃雖無讝語腹滿猶得稱之太陽陽明矣

當此時葛根一投發其表則重圍冰釋而胃邪與散不治下利而下利自愈此亦治術之一大機關也○案傷寒三陽證有合病有併病合病者其初感邪太陽少陽或少陽陽明或太陽陽明或三陽同時相合而起者謂之合病併病者太陽受病而傳少陽或陽明或三陽相傳而太陽猶在者謂之併病合病則邪氣劇併病則邪氣輕此合併之辨也

劉茝庭曰此證邪熱頗劇胃氣隨擾㗖自非傷寒無汗證不至如是是所以不用桂枝湯或下利或

幅氣機秘從內而泄是所以不用麻黃湯是以特有取于葛根乎

松陵徐氏曰同起者爲合病一病未罷一病又併者爲併病

山田宗俊曰按論中冠合病併病者僅數條其不冠合併病而實爲合併症者反多矣蓋彼舉其名以略其證此舉其證以略其名耳

錢氏曰傷寒論唯三陽有合病併病三陰證中無之盖因太陽皆屬汗證陽明多下證而少陽全不可汗下其治法迥殊不可淆亂故立法森嚴精詳

審辨倘治法一差變證立至非若三陰證之陰寒相似理中四逆輩可通用也

太陽與陽明合病不下利但嘔者葛根加半夏湯主之

此承上文申明不下利但嘔者之治太陽與陽明合病邪氣外甚而胃氣隨擾下奔則利上逆則嘔蓋嘔利雖異情而其機則一於是前方中加半夏以下逆氣也案此段稱陽明合病者唯是指嘔一證而言然與中風乾嘔傷寒嘔逆及少陽喜嘔之類其脈證亦自有別學者當審辨焉

方氏曰不下利乃對必自下利而言兩相反之詞所以爲彼此互相發明汪氏曰成註云裏氣上逆而不下者但嘔而不下利愚以其人胸中必有停飲故也

葛根加半夏湯方

葛根四兩　麻黃三兩去節　甘草二兩炙

桂枝三兩去皮　芍藥二兩　生薑三兩切〇舊本作二兩今照可發汗篇及本方訂正

半夏半升洗〇陶弘景曰凡方云半夏一升者洗畢秤五兩爲正又曰用之皆先湯洗十許過令滑盡不爾戟人咽喉　大棗十二枚擘

右八味以水一斗先煮葛根麻黃減二升去白沫

內諸藥煑取三升去滓溫服一升覆取微似汗
半夏味辛消痰涎下逆氣止嘔逆故前方中加之
以治其嘔也

太陽病桂枝證醫反下之利遂不止脈促者表未解
也喘而汗出者葛根黃芩黃連湯主之

此言桂枝證誤下而表未解邪熱鬱于膈也桂枝
證者邪在表也曰醫曰反者深責其誤之辭蓋熱
犯上焦故喘而汗出其勢併及經下之胃故利遂
不止促者急促之義表未解之診也喘而汗出自
與汗出而喘同當勿鑿看用葛根芩連湯者以解

散表邪清肅裏熱也

方氏曰桂枝人參湯用理中者以痞鞕脈弱屬寒也此用芩連者以喘汗脈促屬熱也

葛根黃芩黃連湯方

葛根半斤　甘草二兩炙　黃芩三兩

黃連三兩

右四味以水八升先煮葛根減二升內諸藥煮取二升去滓分溫再服

此兩解表裏之劑因誤下而表未解故用葛根解肌發汗因熱犯裏喘汗而利故用芩連肅清裏熱

也甘草乃爲和中調和諸藥之用其所以不用桂枝者恐發于裏熱是以方中特用葛根分兩最重也

許氏弘曰此方又能治嗜酒之人熱喘者

劉茝庭曰此方叚治滯下有表證而未要攻下者其效

太陽病頭痛發熱身疼腰痛骨節疼痛惡風無汗而喘者麻黃湯主之

此揭麻黃湯之總治頭痛發熱太陽之所已有而茲再提之更見其重也身疼腰痛骨節疼痛即上

篇傷寒之體痛而詳言之風寒內搏故一身盡疼也上篇言必惡寒而此言惡風乃更互言之上篇言喘逆此言喘者皆風寒外束而陽氣鬱于內也此以其表閉無汗非桂枝葛根之可能治於是與麻黃峻烈之劑以開發鬱陽則溱溱汗出在表之邪其盡去而不留痛止喘平寒熱頓解霍然而痊矣案麻黃桂枝之別唯在表之疎密而不在于風寒營衛上果如前輩諸說則守株膠柱去道遠矣尤氏曰雖本文不言脈緊然可從無汗而推猶上篇傷寒不言無汗而以脈緊該之也

柯氏曰麻黄八證頭痛發熱惡風同桂枝證無汗身疼同大青龍證本證重在發熱身疼無汗而喘

令韶張氏曰以下三章俱爲麻黄湯證也

麻黄湯方

麻黄三兩去節○陶弘景曰麻黄皆折去節令理通節止汗故也

桂枝二兩去皮　甘草一兩炙　杏人七十箇去皮尖○舊本箇作第訛今攷成本改訂

右四味以水九升先煮麻黄減二升去上沫内諸藥煮取二升半去滓溫服八合覆取微似汗不須啜粥餘如桂枝法將息啜昌悅切

名曰麻黃湯者君以麻黃也此方爲仲景開表逐邪發汗第一峻藥也廼與桂枝湯並峙以治太陽傷寒營衛倶傷表閉無汗之證本草白字麻黃味苦溫主中風傷寒頭痛發表出汗去邪熱氣止欬逆上氣除寒熱墨字通腠理疎傷寒頭疼解肌對蒞庭曰麻黃爲汗藥中之最烈者金匱苓甘五味加薑辛半杏湯條曰麻黃發其陽蓋發陽二字實盡其功用不待李東壁發散肺經火鬱之說也其得桂枝而發表更銳者猶大黃之於芒消耳又白字杏人味甘溫主欬逆上氣墨字心下煩熱風氣

去來時氣頭痛解肌劉茝庭曰金匱又曰其人形腫者加杏人主之其證應內麻黃以其人遂痺故不內之據此杏人之與麻黃唯有緊慢之別而其開閤則稍均不特為治喘而用也凡此方之妙用在單捷所以不用葛棗等品案前注謂麻黃發表杏人治喘似非通論且本方單功昔人比之單刀直入突陣擒敵之將良有以也

方後不須啜粥者麻黃為發汗之峻藥故不須啜粥而藉汗於穀也

松陵徐氏曰先煮麻黃減二升此須多煮取其力

專不僅爲去上沫此煮一二沸矣麻黃附子甘草湯特云煮麻黃一兩沸餘方皆與此同

金鑑曰庸工不知其制在溫覆取汗若不溫覆取汗則不峻也遂謂麻黃專能發表不治他病孰知此湯合桂枝湯名麻桂各半湯用以和太陽留連未盡之寒熱去杏人加石膏合桂枝湯名桂枝二越婢一湯用以解太陽熱多寒少之寒熱若陽盛於內汗出而渴者又有麻黃杏人甘草石膏湯若陰盛於內而無汗者又有麻黃附子細辛甘草湯而皆不溫覆取汗因是而知麻黃之峻與不峻在

温覆與不温覆也此仲景用方之心法豈常人之所得而窺耶

太陽與陽明合病喘而胸滿者不可下宜麻黄湯

此太陽陽明合病之變局前條因利與嘔而知之今此合病何從而知必須從兩病脈證一一對勘即無利與嘔而亦可定爲合病矣邪束于表而不舒越則爲喘喝熱壅於裡而不宣發則爲胸滿一說滿與懣古字通用脈經云肺氣實則喘喝胸懣是也亦通是以其表邪未罷故雖有陽明證未可妄議攻下治以麻黄湯散發表邪則裏氣隨和不

治喘滿而喘滿自平經曰陽明病脈浮無汗而喘者發汗則愈宜麻黃湯與此條頗同義蓋太陽陽明同病邪熱壅盛勢必爲喘可知耳乃不治陽明而顓攻太陽斯見仲景析義之精矣

中西子文曰首條先舉葛根湯而次以二陽合病證今又舉麻黃湯而次以合病此亦編章之旨也

太陽病十日以去脈浮細而嗜臥者外已解也設胸滿脅痛者與小柴胡湯脈但浮者與麻黃湯（以已詞嗜音示）

此釋太陽病日數過多或自愈或傳少陽或尚在太陽之義當分作三截看言太陽病至十餘日之

久脈浮不緊而細人不躁煩而嗜臥者脈靜神恬解證無疑矣唯是大邪已退之際血氣乍虛而肢體倦怠也下二段就未解時說設者虛假之辭謂十餘日未解脈浮細不嗜臥而胸滿脇痛者外當必有寒熱往來等之候此爲邪入少陽故宜與小柴胡湯若脈但浮而不細不嗜臥者邪猶在太陽而未解仍當與麻黃湯雖日數過多不妨表發也若彼已現麻黃湯之脈亦應必有麻黃湯證符合之然此段曰設曰與則惟是不過設法以供學者伸引已非謂眞與之也

程氏曰脈浮細而嗜臥者較之少陰爲病之嗜臥脈浮則別之較之陽明中風之嗜臥脈細又別之脈靜神恬解證無疑矣

太陽中風脈浮緊發熱惡寒身體疼痛不汗出而煩躁者大青龍湯主之若脈微弱汗出惡風者不可服之服之則厥逆筋惕肉瞤此爲逆也（惕他歷翻瞤儒潤翻○舊本身下脫體字今依玉函脈經千金翼補入）

此太陽傷寒劇證中風乃傷寒互辭蓋風寒本是一氣故互言以明不可必拘也前輩於此二字遂致紛紜皆不知敵文則可通故也凡云太陽便具

惡寒頭痛若見重者必更提之此條脈浮緊發熱惡寒身體疼痛不汗出其候一與麻黃同不言喘者蓋省文也但煩躁一證彼所無松陵徐氏曰此辨證必於獨異處着眼或曰此云不汗出與無汗異則知其證蒸蒸發熱似欲汗而不能透出而安不汗出之不字對下文汗出而言不必深講反覆是熱勢殊熾邪氣怫鬱于表而內氣不宣達故致煩躁若雖用麻桂辛熱之劑兩陽相格徒增熱躁而不足發其汗譬猶蒸鍋赤裂潤自何來但加以水則鬱蒸沛然而氣化四達為雲蒸雨化之散素問

陰陽應象大論曰陽之汗以天地之雨名之是仲景所以於麻黄湯中更加石膏相藉以發越之其妙最在溫涼配合處然此方爲發汗之重劑故又示其戒曰脈微弱汗出惡風者不可服之是表裏俱虛之象乃桂枝加附子湯所主假令有煩躁證屬少陰亡陽大青龍湯不中與之也若誤服之則陰陽不相順接而四肢厥逆矣津液枯少筋肉失所養故惕惕然而跳瞤瞤然而動殆是治之逆也吳氏綬曰惕者筋脈動跳也瞤者肌肉蠕動也案王肅曰此方中風見傷寒脈者可服之朱肱曰桂枝主傷衛麻黄主傷

營大青龍主營衛俱傷自是後人遂有三綱鼎峙之說抑屬偏見矣

柯氏曰論中有中風傷寒互稱者如大青龍是也有中風傷寒兼提者如小柴胡是也仲景但細辨脈證而施治何嘗拘拘於中風傷寒之別其名乎

喻氏曰天地鬱蒸得雨則和人身煩躁得汗則解大青龍湯證為太陽無汗而設與麻黃湯證何異因有煩躁一證兼見則非此法不解

山田宗俊曰按麻黄證曰無汗大青龍證曰不汗出猶太陽病曰或未發熱少陰病曰無熱惡寒造

語既異義亦不同蓋無汗對有汗而言之不汗出對無汗而言之言其人不嘗無汗雖服麻黄湯以發之尚猶不得汗也

令韶張氏曰合下四節論大小青龍功用之不同也

大青龍湯方

麻黄六兩去節　桂枝二兩去皮　甘草二兩炙

杏人四十箇去皮尖○舊本簡作枚今照成本及前後方注改訂

生薑三兩切　大棗十二枚擘○舊本作十枚據成本玉函金匱等并作十二

枚故今從之　石膏如雞子大碎綿裹○綿裹二字舊本所無今依玉函千金

翼外臺校補劉茝庭曰雞子大當是雞子黄許大之謂當參理中丸案外臺引救急療骨蒸專屍方用皂莢長一尺者羊肉大如拳黑餳大如雞子肘後療休息痢方龍骨如鴨子大此皆似非蛋黄也俟攷

右七味以水九升先煮麻黄減二升去上沫内諸藥煮取三升去滓温服一升覆取微似汗汗出多者温粉撲之一服汗者停後服若復服汗多亡陽遂虚惡風煩躁不得眠也撲弼角翻擊也○舊本取上脱覆字今依玉函外臺及可發汗篇訂補

名曰大青龍者以麻黄色青且能發越風寒而散邪氣也大字對小青龍湯而言此方桂麻合用去

芍藥而倍麻黃發汗之力殊銳石膏辛甘大寒雖耑治裏倘與麻黃相配則相藉以走表分而散壅鬱如越婢湯亦爲然方中甘草以和諸藥薑棗以調榮衛於是得溫涼配合之妙殆無兩陽相格之虞龍升雨降鬱熱頓解是又所以佐桂麻二湯之不及也

方後溫粉能止汗故古人用之其方未詳案後漢書華佗傳曰體有不快起作一禽之戲怡而汗出因以著粉是也又後人頗有狗續其方者要皆億測不知仲景所用果奈何也愚嘗著溫粉彙攷一

編以鳩茸前人補添之方宜參看若復服汗多以下舉過服之誡蓋以表陽虛故惡風裏陽虛故煩躁不得眠乾薑附子湯條云下之後復發汗晝日煩躁不得眠據此亦乾薑附子湯所主也 ▲

舒氏曰此湯麻桂合用尤妙在石膏之辛甘大寒解熱生津除煩躁而救裏達肌表而助汗安內攘外胥賴之矣

吳氏人騶曰發散表邪皆以石膏同用者蓋石膏其性寒寒能勝熱其味薄薄能走表非若芩連之輩性寒味苦而厚不升達也

傷寒脈浮緩身不疼但重乍有輕時無少陰證者大青龍湯發之

此承前條論其證稍異者發熱惡寒無汗煩躁等證此條亦所同不言者省文也但前證脈浮緊身體疼痛此邪迫骨節此段脈浮緩身不疼而但重乃邪不迫故也其機雖異其爲表鬱則均故與大青龍湯以發越其邪且少陰亦有煩躁况脈緩身重疑于少陰之脈遲身重故微以乍有輕時謂身重而有時輕若少陰則身重無輕時也案本文曰無少陰證者與前條曰若脈微弱云云同義蓋帶

龍險峻之劑不可輕試必細審其所不用然後不失其所當用丁寧反覆誨人之意切矣

柯氏曰脈浮緊者必身疼脈浮緩者身不疼中風傷寒皆然又可謂之定脈定證矣

魏氏曰發字諸家多置議然不過發汗之義耳不必深言之反晦也

舒氏曰案發熱惡寒無汗煩躁乃大青龍湯之主證也有其主證雖脈浮緩身不疼但重乍有輕時即可用大青龍湯然必辨其無少陰證方可用否則不可用也

傷寒表不解心下有水氣乾嘔發熱而欬或渴或利或噎或小便不利少腹滿或喘者小青龍湯主之一十四

結鄙喘　尺究鄙

此太陽傷寒邪動宿飲之證表不解謂發熱惡寒等尚在也水氣乃水飲其人所宿有也今被邪激動以水氣相搏則便停於心下而上下之氣不利焉於是喘滿嘔欬相因而見蓋水停于胃則乾嘔兼表不解則發熱或射于肺則欬或聚而不流則渴或溜于腸則利或聚于上焦則噎噎與餲同說文飯窒也从口壹聲乃膈噎之噎謂胸間窒礙氣

不流通也若或三焦不能施其決瀆則小便不利而少腹滿或水氣上凌則喘上項諸證或有或無不必悉具總與小青龍湯以散表邪滌水飲也

令韶張氏曰傷寒表不解者表之寒邪不解也心下有水氣者裏之水氣發動也

王氏曰凡仲景稱表不解者皆謂太陽病發熱惡寒頭項强痛脉浮也蓋病雖屬太陽表證而有裏證兼之者則不言太陽病但稱表不解也

山田宗俊曰表未解者謂已經發汗而脉浮緊頭痛發熱惡寒之證仍在也

柯氏曰水氣留于心下尚未固結故有或然之證若誤下則硬滿而成結胸矣

小青龍湯方

麻黄去節　芍藥　細辛　乾薑　甘草炙　桂枝去皮各三兩　五味子半升　半夏洗半升

右八味以水一斗先煮麻黄減二升去上沫內諸藥煮取三升去滓溫服一升若渴去半夏加括樓根三兩若微利去麻黄加蕘花如一雞子熬令赤色若噎者去麻黄加附子一枚炮若小便不利少

腹滿者去麻黃加茯苓四兩若喘去麻黃加杏人半升去皮尖凡蕘花不治利麻黃主喘此語反之疑非仲景意蕘如招翻熬牛刀翻炮薄交翻

此傷寒表未解水積心下發汗蠲飲之法謂之小青龍者即對大青龍而立名者蓋以其用之輕重力之緊慢而言亦猶大小茈胡大小承氣之類也此方以自傷寒酌用麻桂二湯細辛乾薑溫散水寒五味收斂肺氣半夏滌除痰飲蓋表邪爲裏飲所持不能宣越若不迅除裏飲則表寒何由解故用兩解法而治裏之藥殊多於發表也

方後加減法卽係後人羼插而且蕘花云云語則前人既疑非仲景意而昧者奉爲金科玉條可嘆錢氏曰詳推後加減法凡原文中每具或有之證者皆有之如小青龍湯小茈胡湯玄武湯通脈四逆湯四逆散皆是也愚竊揆之以理恐未必皆出于仲景也

傷寒心下有水氣欬而微喘發熱不渴服湯已渴者此寒去欲解也小青龍湯主之

此承前條更申其義傷寒心下有水氣承上文而言也欬而微喘者水寒射肺也發熱二字便該及

表不解來外證未罷故發熱內有水氣故不渴服湯即小青龍湯服湯已而渴則知水寒之氣去而爲欲解但以表裏兩解之餘上焦之津液尚少所以反渴也寒乃寒飲也經曰膈上有寒飲是也上文曰水氣此曰寒名異義同說見附錄小青龍湯主之句當在發熱不渴下今作末句者乃倒筆法非謂欲解後更服小青龍湯也案此條止欲明服湯後渴者是解候但當靜俟津回之意恐人服止渴藥反滋水氣故先揭不渴二字服後揭出渴者以明之也

周氏曰小青龍湯去之句是繳結上文之詞況服湯三字明明指定他書曾易經文今仍古本讀

尤氏曰或問水飲之證或渴或不渴云何曰水積于中故不渴也其渴者水積一處而不得四布也然而不渴者常也其渴者變也服小青龍湯已而渴者乃寒去飲消之常道也

以上十一章統論麻黄一類證治

太陽病外證未解脈浮弱者當以汗解宜桂枝湯

此言病雖日久外證未解仍當汗解之義外證即謂前發熱惡寒頭項强痛等證也脈浮弱即上篇

陽浮陰弱之義也凡見外證未解而脈浮弱者病雖過期脈證猶屬太陽當從桂枝汗解之法蓋嚴不得下早之意也此證不用麻黃者受病日多且脈弱不緊也

張氏曰外證未解曾服過發汗藥可知

隱菴張氏曰自此以下凡十五節論桂枝麻黃各有所主為發汗之綱領

太陽病下之微喘者表未解故也桂枝加厚朴杏子湯主之

此犯誤下之禁而表未解裏氣上逆飲邪相得為

微喘然下後但加微喘一證而桂枝證仍未解則是變逆之最輕者與下利不止上氣喘急傾危之候大有不同故於桂枝解表內加厚朴杏人以降逆定喘案此段不言脈然曰表未解則脈促可知矣

松陵徐氏曰喘家作桂枝湯加厚朴杏子乃本然之喘此乃誤下之喘因殊而法一

劉茝庭曰如麻黃湯大青龍湯及葛根芩連湯其喘俱爲派證邪散而喘定故不在此例

桂枝加厚朴杏子湯方

桂枝三兩去皮　甘草二兩炙　生薑三兩切

芍藥三兩　大棗十二枚擘　厚朴二兩炙去皮

杏人五十箇去皮尖○舊本箇作枚今據可發汗篇改

右七味以水七升微火煮取三升去滓溫服一升

覆取微似汗

方議既見上篇

太陽病外證未解不可下也下之爲逆欲解外者宜

桂枝湯

此示下早之誡太陽病頭痛身强發熱惡寒等表

證未除理宜汗解愼不可下下之爲逆者病在外

而反攻其內則於理不順於法爲逆逆則變生而結胸痞鞕下利喘汗及三陰諸證亦由是而作矣故必先解外邪欲解外者宜桂枝湯曰宜者有臨證審決之意至若已成壞病則自有知犯何逆隨證治之之法桂枝不中與之也此段未言誤下之逆先申下早之禁殆所以致其叮嚀戒警歟

柯氏曰外證初起有麻黃桂枝之分如當解未解時惟桂枝湯可用麻黃峻烈或有所顧慮也故桂枝湯爲傷寒中風雜不解外之總方凡脈浮弱發熱惡寒頭項強痛而表病解者咸得而主之也

太陽病先發汗不解而復下之脈浮者不愈浮爲在外而反下之故令不愈今脈浮故知在外當須解外則愈宜桂枝湯知在外之知字因成本補

案此章乃前段注脚誤混本文太陽病先發汗不解而復下之句應前段太陽病外證未解不可下也之句復反也下文作反下之可證脈浮者不愈至故令不愈應前段下之爲逆一句言不可下之理以併明所以不愈之故今脈浮故在外已下應前段欲解外者宜桂枝湯句以申述下後脈尚浮外證未解更與桂枝湯之義詳其文義係後人之

闕插狗尾續貂例宜刪却

成氏曰經曰茈胡湯證具而以他藥下之茈胡湯證仍在者復與茈胡湯此雖已下之不爲逆則其類矣

程氏曰今脈浮故知在外悟古人略證詳脈之法

太陽病脈浮緊無汗發熱身疼痛八九日不解表證仍在此當發其汗服藥已微除其人發煩目瞑劇者必衄衄乃解所以然者陽氣重故也麻黃湯主之瞑莫見翻衄女六翻

此邪鬱經表發後得衄而自解之證脈浮緊而無

汗發熱身疼痛乃係太陽傷寒證若不早發其汗至八九日之久而不解然未闖入於裡而表證仍在以上數端是也仍當以麻黃湯發其汗也服藥服麻黃湯也廣雅除癒也若服藥已微除者蓋邪之羈留日久故其鬱亦爲甚雖得麻黃湯汗解病勢稍減輕留邪尚太盛怫鬱不泄故發煩目瞑劇莅庭曰目瞑蓋目眩之義與眩古相通用若其熱鬱之劇者則迫血上行從鼻竅而衄說文衄鼻出血也从血丑聲衄則熱從血而解矣乃原其所以然者以陽熱之邪氣重亢上越故也陽氣陽熱之

邪氣也說詳附錄重尊重亢盛之貌脈經引四時經曰重客在裏愼不可熏註重客猶陽氣也重者尊重之貌也麻黃湯主之句當在發其汗下此於結句補出乃倒序法與脈微弱云云大青龍湯主之又此寒去欲解也小青龍湯主之同義前輩或謂衄後更用麻黃湯傎倒甚矣

柯氏曰血之與汗異名同類不得汗必得血不從汗解而從衄解此與熱結膀胱血自下者同一局也

周氏曰服藥發煩目瞑仲景恐人疑此有藥不對

病之疑而反張皇無措故申言其人如此者止以邪氣乖而非有他變也程氏曰須知陽氣重由八九日所鬱而然得衄則解者陽氣解也

太陽病脈浮緊發熱身無汗自衄者愈

此承上文論表鬱較輕不俟發汗而自衄以愈之證言邪在太陽脈浮緊發熱無汗此傷寒脈證也若其人正氣偶旺邪當自解而脈表緊閉故不得玄府泄而從鼻孔衄衄則愈血乃汗屬奪血則無汗也此以見證有不治自愈之變所以曉人勿妄

治以致誤之意與下文不發汗因致衄者亦自不同舊註彼是綰合爲解失經旨

方氏曰此與上條同而無疼痛則其證較輕所以不待攻治得衄則亦自愈汗本血之液北人謂衄爲紅汗達此義也

周氏曰仲景恐人於衄後復用表藥故曰愈

二陽併病太陽初得病時發其汗汗先出不徹因轉屬陽明續自微汗出不惡寒若太陽病證不罷者不可下下之爲逆如此可小發汗設面色緣緣正赤者陽氣怫鬱在表當解之熏之若發汗不徹不足言陽

氣怫鬱不得越當汗不汗其人躁煩不知痛處乍在腹中乍在四肢按之不可得其人短氣但坐以汗出不徹故也更發汗則愈何以知汗出不徹以脈濇故知也徹直列翻緣以綿翻怫音佛

此章論二陽併病其等不同當分作三截看條首至如此可小發汗是一截言二陽併病太陽得病發汗不徹邪進入陽明而表證仍在者是也徹透也此邪既屬裏而表僅存者故未可攻下須小發其汗先解表也設面色緣緣正赤三句是一截緣緣接連不已貌正赤不雜他色也說文怫鬱也从

心弗聲顏師古注漢書鄒陽傳曰佛鬱蘊積也外臺引近効穀疸食則眩心忪怫鬱不安病源穀疸候亦同李善注潘岳笙賦曰字林曰佛鬱不安貌陶氏曰怫鬱者陽氣蒸越形于頭面體膚之間聚赤而不散也此表熱鬱甚裏氣從壅相併爲面赤陽明篇所謂面合赤色即一類已然此他見證必有數端此亦舉一隅示意寓言外也故不曾可汗解之併施熏法以發其汗蓋自非病之劇者不如此峻發也解之亦有發汗之義熏法見外臺秘要陳廩丘張苗並云連發汗不出用之乃在汗法中最緊者可

知矣聖惠方凡難得汗者可蒸之如蒸中風若發法蒸濕之氣於外迹之不得不汗出也汗不徹至條末是一截不足言陽氣怫鬱不得越十字當為一句讀不足言猶言不至言與腹滿不減減不足言同義上文在表二字玉函作不得越亦可以互證較之前證不至言於陽氣怫鬱不得發越則其證稍輕止是當汗失汗邪氣擁甚於表漫無出路故其人躁煩走注攢刺不知痛處乍在腹中乍在四支究竟非實邪故按之不可得也其人短氣者邪熱壅而氣促急也但坐者不得臥也金匱曰但坐不得眠出欬嗽上氣篇皂莢圓又痰飲篇短氣不得臥但坐

下句活人書坐以闕補盜字蓋足以徵焉一説成氏曰但責以汗出不徹此訓坐爲坐責之坐平脈法假令欬者坐飲冷水脈緊婦人脈平而虚者云云但坐乳大兒及乳小兒文法同亦通此雖曰與陽明併病而太陽之邪不少衰也故云更發汗則愈脈濇者邪氣阻滯榮衛不能條達之診故知發汗不透徹也本條不載方細玩經旨不出桂麻各半桂二麻一桂二越婢一之三法參酌以治之學者宜臨證審决矣案此條亘解今原劉君茝庭述義之意略攄管見以姑爲之説如此

周氏曰躁煩以下種種證候不過形容躁煩二字非眞有痛故曰按之不可得也

金鑑曰短氣脉濇內因多氣血虛若外因短氣必氣麄是汗出不徹邪氣壅促胸中不能布息之短氣非過汗傷氣氣乏不足續息之短氣也外因脉濇必有力是汗出不徹邪氣壅滯榮衛不能流通之脉濇非過汗傷津液少不滋脉道之脉濇也

朱氏曰宜桂枝麻黃各半湯

脉浮數者法當汗出而愈若下之身重心悸者不可發汗當自汗出乃解所以然者尺中脉微此裏虛須

表裏實津液自和便自汗出愈數色角翻

此論誤下致虛不可更發其汗也言脈浮數者邪氣在表之診法當從乎汗解設經誤下津液下奪則機關不利故身重津液下奪則不能上奉故心悸縱脈仍浮數亦不可復發汗以重虧其陽但宜靜謝以俟津液自和其汗自出乃解耳所以然者何尺脈不俠裏今脈雖浮數尺中則微此下後裏津衰少所恃表氣未虛津液不到金亡須待裏氣斯復津液自回雖不用藥以發其汗便當自汗出而愈矣須待也表裏實專重裏字猶古人謂害爲

利害（史刺客傳）謂失爲得失（吳王濞傳）之類也詳見附錄攷此段云當自汗出乃解又云津液自和又云便自汗出愈經文三自字明示不用藥蓋以其人表氣幸未虛裏氣復則可自愈也然前註家謂和表實裏之法建中新加之屬可以斟酌而用其言頗覺不誣焉

喻氏曰仲景云尺脈微者不可發汗又云尺微者不可下無非相人津液之奥旨所以誤下之脈雖浮數不敢亟宜發汗者亦必審諦其尺脈不當率意徑情有如此矣

郭氏曰若心下悸而煩宜小建中湯
又曰此證是下後裏虚故仲景待其氣復津液自
和而汗出不必更用藥此一證非有證無治其不
用藥便是治法也

脈浮緊者法當身疼痛宜以汗解之假令尺中遲者
不可發汗何以知之然以榮氣不足血氣微少故也
舊本知下無之字今據成本補添血氣微少原作血
少玉函作血氣微少本事方引本論亦同今從之

此承上文論平素液少不可輕汗也脈浮緊者以
脈法論當身體疼痛宜發其汗然寸脈雖浮緊而
尺中遲則不得據此法矣夫尺主血汗血之液設

尺遲者平素血液虧乏營氣不足之診是雖發汗決不能作汗正氣反虚不特身疼不除而亡血亡津液之變起矣臨病之際豈可不顧慮戒愼乎案爾雅釋言當然也邢疏當古荅字

王氏曰凡經文言或言假令者皆更端之詞即成氏所謂或爲之證也

魏氏曰治之之法建中而外少陰温經散寒諸方猶不可不加意也

朱氏曰小建中加黄耆湯

郭氏曰此一證與前證略似宜小建中湯次則芪

胡桂枝湯又不若待其別見證而治之蓋前證是下後證當無別證出故仲景不用藥此證是汗前證須別有證出不若少待之既知血少不可便用小柴胡湯也

脈浮者病在表可發汗宜麻黃湯

脈浮而數者可發汗宜麻黃湯數色角翻

此略脈而詳證之法傷寒脈浮緊者麻黃湯洵爲令劑矣今脈浮與浮數似不在發汗之列然視其證候惡寒體痛一一與傷寒無汗之屬表緊閉者相符則不妨略脈而從證亦可用麻黃湯發其汗

仲景恐人拘執浮緊二字故申此二條以明之也然經文並不曰主之而曰宜則有商量斟酌之意焉

病常自汗出者此爲榮氣和榮氣和者外不諧以衛氣不共榮氣諧和故爾以榮行脈中衛行脈外復發其汗營衛和則愈宜桂枝湯（諧戶皆翻）

此釋中風汗自出之義常者謂無時不然也成氏曰自汗者謂不因發散而自然汗出者是也蓋中風之證表氣開疎邪不內迫故特傷衛而不傷營今營未病而和則汗液自通衛受邪而不諧則表

氣失護。宜其汗常自出也。諧，和也，合也。史樂書，及其調和諧合，鳥獸盡感。夫營與衞常相和諧而不相離者也。營行脈中為衞之守，衞行脈外為營之護。何有汗常自出之理哉。今衞分客於邪而與營相離，彼是不能衞護，故欲營衞之相諧，必先逐其邪。是宜與桂枝湯以更發其汗，邪去則營衞之不和者自和，而自汗之常出者亦愈矣。

松陵徐氏曰：營氣和者，言營氣不病，非調和之和。故又申言之曰以衞氣不共營氣和諧故爾。自汗與發汗迥別。自汗乃營衞相離，發汗使營衞相合。

自汗傷正發汗驅邪復發汗者因其自汗而更發之則營衛和而自汗反止矣

郭氏曰脈經云病常自汗出此爲榮氣和榮氣和而外不解此外衛不和也榮行脈中爲陰主內衛行脈外爲陽主外復發其汗衛和則愈雍曰三者語小異而理皆通脈經尤明恐本論爲後人筆削

病人藏無他病時發熱自汗出而不愈者此衛氣不和也先其時發汗則愈宜桂枝湯

此承上文論病有發熱自汗時作時輟之證治藏指腸胃也藏無他病者謂腸胃無病飲食二便如

常也時者謂有時而然也周氏曰時字爲先字而伏先字照時字而發言病人藏無他病則似内無病也然時發熱自汗出而纏綿不愈則是病在表故曰此衛氣不和也上文謂常此謂時其機雖異而衛不和則同上文云榮氣和此云衛氣不和互文以發其意也成氏曰先其時者先其發熱汗出之時發汗則愈惟病機既異所以其服法亦不同郭氏曰前證言營氣和而反不及衛此證謂衛氣不和而不及榮其實一證也但前證謂常發熱而汗出者此證謂發熱汗出有時者故論言先其時

發汗則愈其用桂枝則二證皆同

秦氏曰廣而推之則時寒時熱之茈胡證發作有準之瘧證皆宜先其時而服藥者矣

傷寒脈浮緊不發汗因致衂者麻黃湯主之

此論表熱失汗衂而猶用麻黃之義傷寒脈浮緊當以汗解失汗則邪熱蘊結逼迫於血而衂衂必點滴不成流此邪不得大泄病必不解急宜麻黃湯汗之奪汗則無血也若前節之發汗而衂與自衂者愈亦無須乎藥也案三衂字一曰必衂一曰自衂一曰因致衂只於必字自字因字上着眼便

衄之來由井然於胸裏矣或問仲景云衄家不可發汗亡血家不可發汗而此用麻黄湯何也曰久衄之家亡血已多故不可發汗奪其血也今當汗不汗因致衄而表證依然不解所以用麻黄湯主之也

成氏曰桂枝湯麻黄湯治衄者非治衄也即是發散肌表邪氣耳若邪氣不得發散擁盛於表逼迫於血則因致衄也即非桂枝麻黄湯專治衄也

尤氏曰必欲衄而血不流雖衄而熱不解者乃爲合法不然靡有不竭其陰者

令韶張氏曰只不發汗因而致衄所以仍要發汗

隱菴張氏曰朱氏曰此節當作榮衛二節之前或編次之悞也

傷寒不大便六七日頭痛有熱者未可與承氣湯其小便清者知不在裏仍在表也當須發汗若頭痛者必衄宜桂枝湯舊本脫未可二字今從玉函補入

此章釋日久不便表證仍在當發其汗之義言傷寒不大便六七日爲宜下之候然頭痛有熱未可與承氣湯此與曰其熱不潮未可與承氣湯同文法熱已入裏者小便必短赤今其小便清澄便知

熱不在裏而仍在表不得以日久不便而下之也當須以桂枝湯發汗汪氏曰驗小便實爲仲景妙法宜桂枝湯句直接發汗來不是用桂枝止衄亦非用在已衄後也讀者勿以詞害義可耳案若頭痛者必衄意料之辭蓋邪熱上壅故知必衄然舒氏曰頭痛不皆發衄何以知頭痛者必衄仲景嘗不有此非理之言是說有理

郭氏曰若頭痛必衄六字是此症中一小變症當移宜桂枝湯四字於當須發汗之下看則意亦明矣

錢氏曰因上文是起下語在所當忽故承氣湯不言大小及調胃也

傷寒發汗已解半日許復煩脈浮數者可更發汗宜桂枝湯復扶又翻

此釋餘邪復聚可更發汗也傷寒發汗已解熱退身涼半日許復煩熱者餘邪未淨復聚爲病譬猶餘寇未平復合爲亂耳脈浮數者邪氣在表之徵故更可發其汗以掃剿餘炎經曰脈浮數者可發汗宜麻黃湯今用桂枝者以已汗復汗國體殆弱恐慘苛傷正故不宜麻黃之峻烈而宜桂枝之緩

解此又仲景臨機制變之妙也

郭氏曰須言半日許者以過此而復煩即屬勞復不用桂枝湯也

以上十六章申明發表餘義

凡病若發汗若吐若下若亡血亡津液陰陽脈自和者必自愈亡津液之亡音無舊本陰陽下失脈字今據發汗吐下後篇訂補

此論發汗吐下後自愈之證郭氏曰言凡者不止謂傷寒也發汗吐下若諸失血後總以內無津液唯見陰陽之脈自和而更無他證則邪既解散正亦不甚虛所以勿藥也經文言必言自愈乃見可

辭義以俟之之意亡無古字通用發汗吐下後篇玉函脈經並作無津液可以證亡血乃失血攷論中有自衄而愈者有下血而愈者前注家謂發汗吐下皆所以亡血亡津液豈不悖乎按辨脈法云病有不戰不汗出而解者何也答曰其脈自微此以曾經發汗若吐若下若亡血以內無津液此陰陽自和必自愈故不戰不汗出而解也與此條相發熱陰陽脈自和者非和平之和所謂其脈自微乃邪正兩衰脈病相應此謂之和也

汪氏曰此亦當汗而汗當吐下而吐下故有陰陽

利而自愈之日非誤用汗吐下藥者所能比也魏氏曰言自愈且言必者見總不得妄生事端程說充其津液求諸生成化育總是要治非原文必自愈之義也

大下之後復發汗小便不利者亡津液故也勿治之得小便利必自愈亡音無○巢源作勿治其小便必自愈

此論汗下後有傷津液自回之法言大下之而後復發汗乃是爲汗下相反然無他變諸但小便不利者以內無津液故也且勿治之必待其津回虛復得小便利必自愈矣若強責其小便則重竭其

津液而變證蜂起豈但小便之不利哉按此雖終誤逆其人胃氣强幸不至變壞也前段揭示汗下各得其理而自愈之證此亦申釋有汗下相反而自愈者也

程氏曰得小便利得字宜著眼

朱氏曰類纂云胃中乾則無小便慎不可利

郭氏曰不必更以藥利其小便自待其通則愈

以上三章論汗下後自愈之證

下之後復發汗必振寒脈微細所以然者以内外俱虚故也

此為下文論汗下誤逆之總綱蓋上節舉汗下後自愈之候而以下數章又論汗下不自愈之證也內陽虛故脈微細外陽虛故振慄惡寒更又申言之曰以內外俱虛故也然則下條所列汗下後諸逆變證未必不由內外陽虛也故舉之為綱領耳

程氏曰陽去入陰必從此等證脈始案視內外俱虛四字則四逆湯之屬宜從其輕重而擇用意在言外矣

成氏曰振者森然若寒聳然振動者是也傷寒振者皆責其虛寒也振近戰也而輕者為振矣

下之後復發汗晝日煩躁不得眠夜而安靜不嘔不渴無表證脈沈微身無大熱者乾薑附子湯主之

此承上文論救治之法下之後復發汗其人晝日煩躁不得眠似欝熱作忽矣然入夜則安靜而日間雖煩燥亦不嘔不渴則非陽欝成熱之比乃下後發汗虛陽擾亂爲陰所逼外見假熱也夫晝陽勝尚與陰爭而擾亂夜陰勝已不能與陰衡而止受其侮矣不嘔不渴者裏無熱也身無大熱者表無熱也況無頭項強痛等表證而脈亦沈微不浮數則是陽虛於內露假亂眞耳急以辛熱直擣力

救其陽無他顧也按煩躁一證陰陽所共有或嫌其涸於陽熱故仲師諄諄諭之曰夜而安靜曰不嘔不渴曰無表證曰脈沉微曰身無大熱於茲假之亂真竟無可狐疑焉丁寧親切之意至矣盡矣柯氏曰身無大熱表陽將去矣幸此微熱未除煩燥不寧之際獨任乾薑生附以急回其陽此四逆之變劑也

劉廉夫曰案無大熱又出麻黃杏人甘草石膏湯大陷胸湯白虎加人參湯條並謂身微熱無翕翕蒸蒸之勢也

乾薑附子湯方

乾薑一兩　附子一枚生用去皮破八片○舊本破作切今據成本改訂

右二味以水三升煮取一升去滓頓服

此虛陽上泛寒極發躁急用薑附辛熱之劑直回其陽妙最在單捷奏效故不敢用佐使之藥也陶氏弘景曰凡用三建皆熱灰微炮令拆勿過焦惟薑附湯生用之俗方每用附子者須甘草人參生薑相配者正以制其毒也

盧氏祖常曰仲景一百十三方用附子者二十一

熱用者十有三必佐麻黃桂枝大黃黃連黃芩細辛輩生用者八薑附湯四逆湯白通湯白通豬膽湯通脈四逆湯通脈四逆加豬膽湯四逆人參湯茯苓四逆湯是也必方方皆用乾薑爲正未聞用熟附佐乾薑也

劉茝庭曰按此湯與茯苓四逆湯並有煩躁而二方辭從無確解今玩文勢方意以臆測之其病輕而來急者屬乾薑附子湯何則晝日煩躁不得眠比之躁無暫安時之孤陽絕陰有夜而安靜之異況未至厥逆其方亦藥單味而劑小盞單味則其

力專一可以奏效于喘嗟而劑小則不足以對大敵矣其病重而來緩者屬茯苓四逆湯何則云病仍不解蓋是緩詞其方亦藥重複而劑大蓋重複則其力泛應少通瑕之勢而劑大則可以廻倒瀾矣

以上二章論下後發汗之逆

發汗後身疼痛脈沉遲者桂枝加芍藥生薑人蔘新加湯主之 舊本生薑下有各一兩三字人蔘下有三兩二字攷前後例方名不言分量今因玉函脈經千金翼刪正

此舉汗後血液虛燥之證治言發汗後則外邪已

去可知矣身疼痛者血虚無以榮身也脈沈遲者血虚無以榮脈也乃與傷寒脈浮緊而疼痛者同霄壤矣仍與桂枝湯倍加芍藥生薑更加人蔘以補其榮血也此證病人素體虚過汗或發汗如水流離并皆有之但邪既除去致血液虚燥陽脫之勢稍緩故本方特專於養血也

程氏曰此條脈沈遲反用人蔘而不用附子以有身疼痛證恐附子之燥血故去之

張氏兼善曰仲景凡言發汗後以外無表證裏無熱症此餘身疼一事而已若脈稍浮盛則爲表邪

未盡解今言脈沉遲此血虛而致然也故加人蔘生薑芍藥以益血

桂枝加芍藥生薑人蔘新加湯方

桂枝三兩去皮　芍藥四兩　甘草二兩炙

人蔘三兩　大棗十二枚擘　生薑四兩切○舊本無切字今因千金翼補

右六味以水一斗二升煮取三升去滓溫服一升

本云桂枝湯今加芍藥生薑人蔘

新加二字專屬人蔘桂枝湯乃調和衛陽之劑倍芍藥所以滋養陰液生薑所以宣通陽氣更加人

蘐以振發貞元，蓋血虛則氣亦衰，氣旺則血亦生也。嗚神而明之，誰謂非仲景新加之妙乎？

案桂枝湯本方以水七升，煮取三升，今用水一斗二升者，是非發汗之藥，故以多煎味厚爲妙，殆所謂補湯欲熟，多水而少取汁之義也。

金鑑曰：桂枝得人蘐，大氣周流，氣血足而百骸理；人蘐得桂枝，通行內外，補榮陰而益衛陽，表虛身疼，未有不愈者也。

劉茝庭曰：新加之名，注家多費曲解，特程氏曰新加人蘐，而倍薑芍，因知新加字專爲人蘐而言，蓋

芎藭本方間有而人蔘本方所無故彼但言加此言新加以為其別也山田宗俊說亦然或執桂枝加大黃湯以駁此說則拘矣

松陵徐氏曰素體虛而過汗者方可用

發汗後不可更行桂枝湯汗出而喘無大熱者可與麻黃杏人甘草石膏湯

此汗後飲熱相鬱以迫肺之證杜氏左傳註行用也更行猶言再用發汗後乃表邪悉解故不可再用桂枝湯汗出而喘者則汗解之餘宿飲發動釀熱而進於上焦故喘裏熱外薰故汗出矣與麻黃

杏人甘草石膏湯以發越水氣則喘定汗止案此與桂枝加厚朴杏人湯葛根芩連湯並有喘證而彼乃表未解此即邪已去故大有逕庭臨證之際宜勿令誤焉

劉茝庭曰成氏以此條與葛根芩連湯相對爲邪氣外甚非是蓋此汗出殆裏熱外熏所致耳且攷其方意與小青龍加石膏越婢加半夏厚朴麻黃等湯實係一轍則知是飲熱相搏之證矣注家此爲肺熱者亦未是也

麻黃杏人甘草石膏湯方

麻黄四兩去節　杏人五十箇去皮尖　甘草二兩炙

石膏半斤碎綿裹

右四味以水七升煮麻黄減二升去上沫內諸藥煮取二升去滓溫服一升本云麻黄湯今去桂枝加石膏舊本本云以下作黄耳柸其義不通或曰此傳寫有譌脫當是本云麻黄湯今去桂枝加石膏案耳與湯柸與桂字形相近且以上下有脫文故譌今照前後例僭爲訂正

麻黄與石膏相黏專主開踈水氣杏人同麻黄有發泄壅鬱之效甘草不特和諸藥抑以緩石膏之悍乃定喘止汗之的劑也

松陵徐氏曰汗出故用石膏喘故用麻杏從人但

見一味麻黄、即以爲汗劑、畏而避之、豈足以窺仲景哉

發汗過多、其人叉手自冒心、心下悸、欲得按者、桂枝甘草湯主之 叉初和翻○和加拱○側加反 悸其季翻

此論過汗胸虚之證、洽蓋發汗、非誤而過多、即誤說文、叉手指相錯也、从又象叉之形、冒字作覆字解、叉手冒心者、胸中陽虚、欲爲外護之象、望而知其不足也、說文、悸心動也、从心季聲、巢源曰、悸者動也、謂心下悸動也、欲得按者、心下築築不寧、欲得按而止之也、此雖過汗亡陽、然外邪已解、且虚

亦爲輕故與此單捷之劑以救其陽虛也

錢氏曰凡病之實者皆不可按按之則或滿或痛而不欲也此以誤汗亡陽心胸眞氣空虛而悸動故欲得按也

山田宗俊曰汗後亡陽之證種種不同皆由其稍昔素常表裏有強弱藏府有虛實故也

桂枝甘草湯方

桂枝四兩去皮　甘草二兩炙

右二味以水三升煮取一升去滓頓服

此止用桂枝甘草固表和中兩相綰合乃陽虛可

復心悸而下

松陵徐氏曰。此以一劑爲一服者。二味扶陽補中。此乃陽虛之輕者。甚而振振欲擗地。則用玄武湯矣。一症而輕重不同。用方迥異。

劉廉夫曰。案此方。與甘草乾薑湯。芍藥甘草湯。並方之妙。在于單捷。錢氏則云。如薓芍之補斂。恐不可少。仲景立方。諒不止此。或有脫落。未可知也。此乃後人之見耳。

發汗後。其人臍下悸者。欲作奔豚。茯苓桂枝甘草大棗湯主之。玉函脈經。奔作賁。奔賁古字通用。詳於盧文弨鍾山札記。皇國醫心方。作犇豘。犇乃

古奔字

此申釋汗後飲動之證治。蓋其人素有飲停。今因誤汗陽更虛而飲亦動。臍下悸者飲停下焦之徵。欲作奔豚者飲邪發動。奔豚欲作未作之間也。宜以苓桂甘棗湯制水飲泄奔豚矣。按難經名腎積爲奔豚。而論中奔豚乃金匱所謂奔豚氣。名同而病異。故楊氏注五十六難云。又有奔豚之氣。非此積病也。前注不聽彼此牽湊。竟有心液虛而腎邪乘之之說。未免刻舟求劍焉

汪氏曰。蓋上條病但心下悸故用桂枝甘草湯。此

條病至臍下悸。故用前湯中加茯苓以引桂。加大棗以輔甘草。表裏兼主。上下咸宜。乃仲景用藥的當處。

茯苓桂枝甘草大棗湯方

茯苓半斤　桂枝四兩去皮　甘草二兩炙

大棗十五枚擘

右四味。以甘爛水一斗。先煮茯苓減二升。內諸藥。煮取三升。去滓溫服一升。日三服。

作甘爛水法。取水二斗。置大盆內。以杓揚之。水上有珠子五六千顆相逐。取用之。爛郎旰翻　杓市若翻　顆苦果翻此卽桂苓朮甘湯。去朮加棗。倍茯苓也。彼以水停中焦。故用朮。此以水停下焦。故倍茯苓。多用桂枝者。泄奔豚氣也。更倍大棗者。輔甘草以裨中土也。方後先煮茯苓者。凡方中專重之藥法。必先煮也。甘爛。乃甘平熟爛之義。蓋水數揚則爛熟而輕甘。要取其不助水勢。兼不傷中土也。金匱治胃反嘔吐。半夏湯亦用之。而靈樞半夏湯以流水千里以外者八升揚之萬遍。取其清五升。其揆一矣。孫思邈曰。治五勞七傷羸弱之病。煎藥宜以陳蘆勞水。取其水不强。其火不猛。亦是義也。或問。本論他方

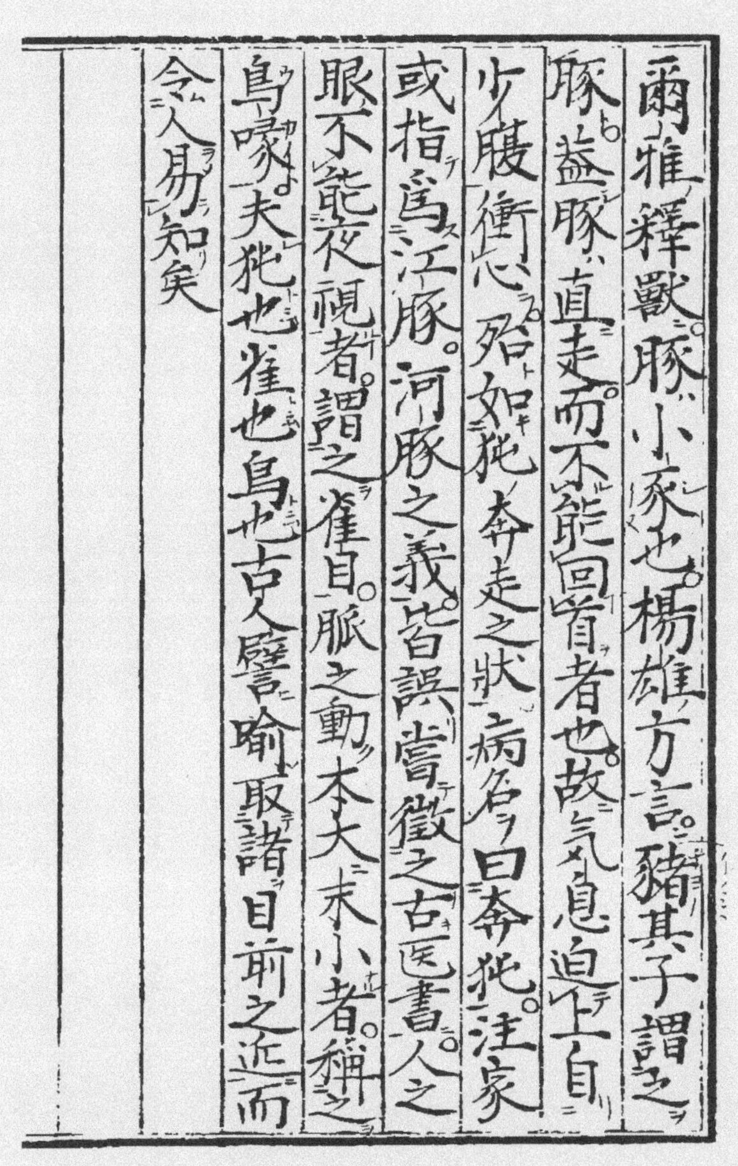

爾雅釋獸。豚小豕也。楊雄方言。豬其子謂之豚。蓋豚直走而不能回首者也。故氣息迫上自少腹衝心。殆如豚奔走之狀。病名曰奔豚。注家或指爲江豚。河豚之義。皆誤。嘗徵之古医書。人之眼不能夜視者。謂之雀目。脈之動本大末小者。稱之鳥喙。夫豚也雀也鳥也。古人譬喻取諸目前之近。而令人易知矣

未見用之者。而此及胃反半夏湯特用甘爛水何也。曰此乃上世遺方仲師撰集存其舊已。宜無異議焉。

發汗後。腹脹滿者。厚朴生薑半夏甘草人蔘湯主之。

此汗後腹滿之證治。發汗後。則外邪已去而更無他證。但腹脹滿者。津液不足胃中生寒虛氣壅滯而爲脹滿。故與此湯以溫泄之也

成氏曰。邪氣在表。因發散則邪去。胃爲津液之主。發汗亡陽則胃氣虛而不能敷布諸氣。壅滯而爲脹滿。是當溫散可也。蓋虛氣留滯亦爲之脹。但比

之實者不至壅痛也。

張氏兼善曰。凡言發汗後者。以外無表證。裏無別病。止有腹脹一事而已。除此之外。即獲全安。

厚朴生薑半夏甘草人參湯方

厚朴半斤炙去皮　生薑半斤切　半夏半升洗

甘草二兩炙。舊本無炙字。今據發汗後篇。成本千金翼補訂

人參一兩

右五味。以水一斗。煮取三升。去滓。溫服一升。日三服。

此補泄兼施之法。方中厚朴味苦。能泄腹滿。生薑

半夏味辛。能散留滯之氣。人參以生津液。補汗後之虛。甘草以和其中。是汗後虛滿證。若徒補其虛則氣愈窒。又誤攻其滿。則陽益傷。補固不可。攻亦不可。今如此方補泄并行。而不相悖。抑仲景之妙用也

劉茝庭曰。此證不必有停飲。其用半夏蓋猶茯苓四逆用茯苓之意。如千金大半夏湯之類。溫泄寒脹。諸劑皆自此方脫胎。

喻氏曰。移此治泄後腹脹果驗。

傷寒若吐若下後。心下逆滿。氣上衝胸。起則頭眩。脈

沉緊。發汗則動經。身爲振振搖者。茯苓桂枝朮甘草湯主之舊本作白朮今據脈經刪白字

此釋吐下後飲動之證治。心下胃脘之間也。逆滿。伏飲上溢搏實於膈也。傷寒吐下後胃虛而致飲停心下逆滿者。乃飲停中焦也。氣上衝胸者。飲邪湧逆有時而氣撞搶于心胸也。說文。眩。目無常主也。从目玄聲。頭眩。便俗所謂頭旋眼花是也。起則飲氣更上衝。故爲頭眩。其脈沉緊。亦是飲停之候。脈經曰。寸口脈沉而緊。苦心下有寒。又云寸口脈緊。或浮。膈上有寒。肺下有水氣。可以徵此證若誤

發汗則無邪可發而反外動其經脈故振振然而動搖振振奮動也但不論其誤汗與否總與此湯以專利水健胃也然發汗太過其證更劇則屬玄武湯非本湯可能治也

方氏曰人之經脈賴津液以滋養飲之爲物津液類也靜則爲養動則爲病宜制勝之不宜發汗既吐下後脈又沉緊而復發汗則重亡津液氣血衰耗故變如此

尤氏曰此傷寒邪解而飲發之證金匱云膈間支飲其人喘滿心下痞堅其脈沉緊又云心下有痰

飲。胸脇支滿目眩。又云。其人振振身瞤。劇必有伏飲是也。與茯苓朮以蠲飲氣。桂枝甘草以生陽氣。所謂病痰飲者。當以溫藥和之也。

劉茝庭曰。案本證與甘棗湯及玄武湯。並陽虛淡飲所致。而甘棗湯乃其證輕。而飲停下焦者也。此乃其證稍重。而飲停中焦者也。玄武湯則其證最劇。而其機與本證相近者也。

茯苓桂枝朮甘草湯方

茯苓四兩　桂枝三兩去皮　朮

甘草各二兩炙

右四味。以水六升。煮取三升。去滓。分溫三服。

本草。白字。茯苓主胸脇逆氣心下結痛。此苓朮。健胃以滌飲。桂甘和中。以扶陽。倘泥方中。桂枝。爲散邪之用。則悖矣。

松陵徐氏曰。此亦陽虛而動飲之症。即玄武症之輕者。故其法亦倣玄武之意。

發汗病不解。反惡寒者。虛故也。芍藥甘草附子湯主之。

此揭汗後氣血兩虛之證。治傷寒發汗。一法。本爲袪邪而設。若發汗後病遷延不解。反惡寒者。非復表邪可知。蓋汗外泄則陰血先虛。反寒惡則陽氣亦虧。故曰陰陽氣血俱虛故也。與芍藥甘草附子湯。以雙補之。惡寒而曰反者。汗後不當惡而惡也。

或問。發汗病不解。安知非表邪未盡。曰病雖不解。總無表證表脈。故知非外不解也。

錢氏曰。其脈必微弱或虛大虛數而見但惡寒之證。如附子瀉心證類之惡寒。故曰虛故也。

山田宗俊曰。惡寒。該惡風而言。與桂枝加附子湯之惡風。桂枝去芍藥加附子湯。及附子瀉心湯之惡寒。皆爲表虛之候。

芍藥甘草附子湯方

芍藥　甘草各三兩炙　附子一枚炮去皮破八片

右三味。以水五升。煑取一升五合。去滓。分溫三服。疑非仲景方。疑非仲景方五字。玉函。千金翼。並無。蓋後人誤認本證。爲表未盡仍宜發汗。因疑此方。爲非仲景意。此五字屬當芟去。

此於芍藥甘草湯中。加附子。於四逆湯中。去乾薑。代芍藥。蓋補陰。當用芍藥。回陽。當用附子。此方芍附兼資。以雙補陰陽。更加甘草。調和三藥。而安正氣。惟氣血俱虛。其證頗重。治當急救。此乃所以宜單捷之劑也。

柯氏曰脚攣急與芍藥甘草湯本治陰虛此陰陽俱虛故加附子皆仲景治裏不治表之義

發汗若下之病仍不解煩躁者茯苓四逆湯主之

此論汗下後陽虛之證治凡此等證皆是係太陽變少陰者言發汗若下之病宜解而仍不解反煩躁者是汗下俱過表裏兩虛陰盛格陽以見此擾亂之象也當以四逆湯壯陽復虛更加茯苓以扶胃氣佐人蔘以安元神庶幾陽長陰消正回虛復病自解而煩躁安矣條中病仍不解四字最宜着眼大抵陽之變陰外見假熱之象其現症難太認

而病多在荏苒不解之處故前章乃曰發汗病不解此又稱病仍不解也案此證與乾薑附子湯近似然彼則其病來急此則其病來緩是爲異也又揆之脈證虛陽煩躁與大青龍證鬱熱煩躁屬實者判然兩途臨證之際宜仔細辨認焉

中西子文曰此不但煩躁或有四支厥冷等證不言者蓋提方略證也

茯苓四逆湯方

茯苓四兩　人蔘一兩　附子一枚生用去皮破八片　甘草二兩炙　乾薑一兩半

右五味以水五升煮取三升去滓溫服七合日三服舊本作二服發汗吐下後篇成本千金翼作三服今從之

此四逆湯以復陽虛加茯苓以補脾胃扶正氣劉茝庭曰茯苓前輩稱爲益陰愚謂滲利之品恐無其功蓋脾胃喜燥而惡濕其燥必煖陽氣以旺其濕必冷陽氣以衰水穀淤溜津液不行苓之滲利能去水濕此所以佐薑附以逐內寒與理中之朮其理相近矣

發汗後惡寒者虛故也不惡寒但熱者實也當和胃氣與調胃承氣湯

此承上文而申明汗後亦有實熱之一證也發汗後惡寒者虛故也是客詞先舉虛證以起下文胃實之義也言發汗後惡寒者即如前段所論皆是係正氣虛亡之證候而又有發汗亡其津液以致胃燥而為實熱證者必不惡寒但蒸蒸發熱是宜用調胃承氣湯以和其胃氣又不可誤為虛寒而悉用溫補也但熱者指蒸蒸發熱而言陽明篇云太陽病三日發汗不解蒸蒸發熱者屬胃也調胃承氣湯主之可以見耳前注或改作但惡熱似非是也案傷寒變證無窮同一汗後而虛實不同則

視其人之胃氣素强素弱而氣隨之轉也仲景欲使學者之宜於詳審故先舉虛證而又示以有實熱證親切之意至矣讀此則世之偏于凉瀉偏于溫補而不知變通者其亦可以自返矣

程氏曰汗後不惡寒反熱其人大便必實由發汗後亡津液所致病不在營衛而在胃矣法當和胃氣

程氏知曰汗後不惡寒但發熱則爲津乾胃實故有調胃通津之法然曰當曰與則似深有酌量而不肯妄下以重虛其津者

以上九章論發汗及吐下後虛證而結以胃實隱菴張氏曰本經凡論虛證後結實熱一條論正氣後引邪氣一節此造論之章法

太陽病發汗後大汗出胃中乾煩躁不得眠欲得飲水者少少與飲之令胃氣和則愈若脈浮小便不利微熱消渴者五苓散主之（飲之之飲於鴆翻）

此章當作兩截看太陽病至令胃氣和則愈是一截論胃中乾燥與水以自愈之證若脈浮以下乃爲五苓散證言太陽病發汗後大汗出者發汗過多知水流漓也蓋因大汗出而胃中乾因胃中乾

而煩躁因煩躁而不得眠此一串而至勢之所必然内經曰胃不和則卧不安乃因胃中無津液故欲得飲水止應與水以潤之則胃中和而自愈然不可恣其所欲須少少與飲之猶所謂能飲一斗者與五升之義恐汗後胃虛不能消水而爲水逆也是爲一段若脈浮小便不利則是表熱未罷而裏水亦蓄水熱相得而津液不能輸布故引水自救即所以外有微熱内爲消渴而不止也巣源云消渴者渴而不小便是也成氏曰消渴者飲水多而小便少者是矣謂其熱能消水也此證表熱輕

而裏水重故與五苓散以專利蓄水兼發其汗則推陳致新水精四布熱渴止而小便利矣脈浮二字對發汗後看彼即表證罷故其脈不浮此即邪在太陽故其脈浮也案上截胃中乾而欲飲此無水也與水則愈下截小便不利而欲飲此蓄水也利水則愈同一渴而治法霄壤若認此爲彼而悞多與水又認彼爲此而悞用五苓其貽害豈淺鮮哉經文並舉騈列爲一條以申明之其旨深矣

錢氏曰此條當作兩截解發汗後大汗出二句乃一條誤汗之總領也

朱氏曰若大渴煩躁甚能飲一斗者與五升飲之若全不與則乾燥無由作汗發喘而死常人見因渴飲水得汗小渴遂劇飲之致停飲心下滿結喘死者甚衆

五苓散方

豬苓十八銖去皮○鈇而未翻　澤瀉一兩六銖

朮十八銖○舊本朮上有白字係後人譌補今從刪去

茯苓十八銖　桂枝半兩去皮

右五味擣爲散以白飲和服方寸匕日三服多飲煖水汗出愈如法將息

五苓散五味而以豬苓爲主故曰五苓所謂去水則豕零爲君者也案本條舊註云即豬苓散是證類本草引蘇頌圖經云仲景豬苓散此即五苓散也金匱要略嘔吐噦篇有豬苓散茯苓豬苓术三味與此別矣又外臺注五苓散仲景云豬苓散千金翼五味者是也聖惠方亦名豬苓散且本方以豬苓冠乎衆藥之上乃知五苓散則有味豬苓散可互證也前輩或謂五苓之中茯苓爲主未知何據焉此方术澤二苓淡滲以行水藉桂枝之辛散和肌表以解微熱外竅通而內竅利邪水去而新液生微熱消渴於是霍然矣此兩解表

裏之劑故後章云有表裏證可發汗篇云與五苓散以利小便發汗是也方中桂枝成本玉函誤脫枝字後人遂謂用桂以助腎藏蒸騰之氣大失仲景製立之旨劉茝庭曰本方移治雜病則桂之用在溫散而能助滲利之力矣蘇子容脊論本方曰利水道諸湯劑無若此駛令人皆用之其言不誣焉

方後白飲即白米飲猶謂白粉見豬膚湯條白粥見搜神記醫壘元戎收白米飲尤爲明晰劉茝庭曰白飲即煮米泔也齊民要術煮粳條云折米白煮取汁爲白飲此可以證而白飲和服者亦取其留滯以奏

效之義也凡本經用散其意皆爲然方寸匕見本草序例曰方寸匕者作匕正方一寸抄散取不落爲度蘇敬曰正方一寸者四方一寸此作寸者周時尺八寸以此爲方寸匕案蘇說見醫心方或曰其言周時尺八寸蓋以大尺量之也今據中平三年慮俿銅尺漢一寸當今七分六釐此說爲是多飮煖水即桂枝湯方後歠熱稀粥之義故外臺云多飮煖水以助藥力如法將息此言服藥禁忌如前所論之法將息也陶貞白補闕肘後方序錄凡散曰三者當取旦中暮進之四五服則一日之中量時而分均也

松陵徐氏曰服散取其停留胸中

魏氏曰五苓必爲散以白飲調服方能多服煖水而汗出始愈設煎法而服則内外迎拒藥且不下故必服藥如法然後可效

發汗已脈浮數煩渴者五苓散主之數色角翻

此承上文而又申五苓散之證太陽病發汗已畢而脈尚浮數知邪仍在表也煩與渴是二證參自餘諸條而可知此心煩口渴者乃亦下焦蓄水而津液不輸也故與五苓散以外發表邪内利蓄水此證必小便不利不言者省文也案白虎湯證亦

有煩渴然表邪去而脈洪大與五苓證脈浮數邪尚在表者迥別矣

舒氏曰脈浮數者表脈也煩渴者裏有熱也宜用石膏然必小便不利方可合用五苓散否則不可用也

傷寒汗出而渴者五苓散主之不渴者茯苓甘草湯主之

此承上文揭汗出不渴者之證以別其治也言傷寒汗出而渴者先提五苓散之證以起下文也其不言脈浮數煩渴小便不利者蓋省文也若更無

煩渴則其屬裡者惟是小便不利一證卽裏無熱可知耳然仍有脉浮數汗出之證而小便不利則表有邪裏有水與桂枝加苓朮證頗同機而病爲更輕者且以裏證殊少故取桂枝之三以和表留五苓之二以利水也

周氏曰若不渴則似無裏證但知汗出乃在不知小便不利亦仍在也汗出不渴但小便不利則雖不利而非極赤極熱者可知

錢氏曰此條欲言汗出不渴之治故復敘上文汗出而渴之症非别立一證也其不再言脉浮數而

煩渴者，是承上文語，故略之也。

茯苓甘草湯方

茯苓二兩　桂枝二兩，去皮　甘草一兩，炙

生薑三兩，切

右四味，以水四升，煮取二升，去滓，分温二服。

此於桂枝湯中去大棗、芍藥，於五苓散中留茯苓、桂枝，共不用芍、棗者，因表邪輕，恐滯斂而礙於癃閉也。不用豬、澤、术者，因裏飲寡，恐淡洩而過於燥滲也。

中風發熱，六七日不解而煩，有表裏證，渴欲飲水，水

入則吐者名曰水逆五苓散主之

此又承上文申水逆之證治中風惟舉發熱而不曰他證者省文也曰六七日則邪水內畜已久有表裏證表證何即頭項强痛而惡寒發熱汗出是也裏證何即煩渴飲水水入則吐是也此因邪熱入裏與飲相搏三焦失其蒸化而不能通調水道下輸膀胱以致飲熱相格於上水無去路於下故水入則吐小便必不利蓋可納者不納而當出者不出所以謂之曰水逆也宜與五苓散以外解內利令其汗出尿道則表裏俱解殆一舉而兩得也

吳氏曰五苓散逐內外水飲之首劑金匱治心下支飲眩冒用澤瀉湯治嘔吐思水用猪苓散此用二三味總不出是方爲祖劑云

以上四章論五苓散證治

未持脈時病人手叉自冒心師因教試令欬而不欬者此必兩耳聾無聞也所以然者以重發汗虛故如此聾盧紅翻

此示人推測陽虛之訣乃望問法也醫之診病必先切脈而今者欲持脈病人反手叉自冒心此病者精神已不與醫師相對望之知其胸中之陽氣

餒而不充欲爲外護也師因教試令欬而不欬者問之知其精神更虛不得上通於耳耳聾無聞也靈樞經曰精脫者耳聾（出决氣篇）所以然者何發汗過多陽氣大亡故也案此條詳其文義似辨平一二篇疑係贋手羼插亦未可知也

許氏叔微曰傷寒耳聾發汗過多者正氣虛也

張氏曰陽虛耳聾與少陽邪盛之耳聾逈別亟宜固其陽必大劑蔘附庶可挽回也

發汗後飲水多必喘以水灌之亦喘

此承前段欲飲水證以更申明飲水過多及灌水

之害發汗後欲得飲水者少少與之可也若飲水過多則水寒傷於內故迫肺而爲喘若以冷水灌濯則水寒傷於外然其犯肺則同故均俱爲喘也王冰注脈要精微論曰灌謂灌洗盛暑多爲此也柯氏曰漢時治病有火攻水攻之法案文蛤散條云反以冷水潠之若灌之又玉函脈經有可水篇脈經不可下篇曰脈濡而緊汲水灌其身客熱應時罷慄慄而振寒又如宋書所載徐嗣伯治房伯玉事並足以攷水攻遺法此乃仲景所以特論及之也

程氏曰發汗後陽氣微而津液少其人必渴必躁

渴或飲水多燥或以水灌皆令作喘肺虛不能通調水道水寒上逆使然也

發汗後水藥不得入口爲逆若更發汗必吐下不止

此承前水逆證以示有胃虛之吐此證必其人素有積飲清陽之氣久虛誤汗則風藥挾飲結聚上焦以致水藥格拒不得入口是當下逆消飲雖有表邪不可更發其汗若更發之則重損陽氣水飲上逆不特爲嘔吐抑且下注而洩利矣

方氏曰逆者言誖於道也蓋不通人之性氣而逆治則亦適足以致病逆而生變故曰爲逆

又曰不止恭甚言害大以深著致戒之意也
以上三章第二節承前欲飲水論飲水過多及灌濯之害第三節又承前水逆論胃虛痰飲之吐首節疑後人之錯也

發汗吐下後虛煩不得眠若劇者必反覆顛倒心中懊憹梔子豉湯主之若少氣者梔子甘草豉湯主之若嘔者梔子生薑豉湯主之倒音到懊烏浩翻憹奴冬翻

此釋汗吐下後胸中熱鬱之證治言太陽病發汗若吐若下後表邪雖去而其餘邪乘正氣不充客於上焦是以胸中熱鬱因而生煩陽氣擾動不得

眠也。虛煩、空煩也。蓋心胸無實結之謂也。千金、惡阻半夏茯苓湯條云空煩吐逆。婦人良方作虛煩。可以證。厥陰篇云下利後更煩按之心下濡者爲虛煩也。劇者必反覆顛倒即不得眠之甚而爲之輾轉反側也。心中懊憹者煩之甚也。懊憹古字通用。成氏曰懊憹者俗謂鶻突心中鬱鬱然不舒憒憒然無奈。比之煩悶而甚者是也。楊雄方言云愁恚憒憒毒而不發謂之氐惆。郭璞曰氐惆懊憹也於是主梔子豉湯以涼解之矣。若更少氣者是胃氣不足也故加甘草以扶之。王氏曰少氣者氣少不足以言也。若又嘔者，是熱迫其飲也，故加生薑以散之。是皆因時制宜之法也。

松陵徐氏曰。反覆顛倒，身不得寧也。心中懊憹，心不得安也。反覆顛倒，心中懊憹，摹寫病狀何等詳切。凡醫者之於病人，必事事體貼，如若身受之，而後用藥無誤。

劉茝庭曰。虛煩之虛，恐非陽虛之虛，蓋是心腹無實結之謂。即對結胸及胃實之鞕滿而言。

隱菴張氏曰。自此以下凡六節，皆論梔子湯之證治。

梔子豉湯方

梔子十四箇擘　香豉四合綿裹○案香豉綿裹蓋治上焦藥欲輕清不欲濃濁也。梔與石膏綿裹異其義矣

右二味以水四升先煮梔子得二升半內豉煮取一升半去滓分爲二服溫進一服舊本有得吐者止後服六字誤。今僭刪正。案張志聰曰。此因瓜蒂散中有香豉而悞傳於此也

此涼解胸中鬱熱之的劑。梔子苦寒輕清故能解上焦鬱熱。香豉本草苦寒無毒。主煩燥滿悶。且其熟爛臭烈。能住梔子之力以留戀胸中二味相佐。爲瀉熱清膈之聖藥也。香豉即淡豆豉。外臺引必

効療赤痢方用香淡豉醫心方引極要方療積年腹內宿結疝用香美爛豉。心注曰曝乾微熬令氣香即上是也齊民要術載作豉法曰。食此自然香美矣。又曰失節傷熱臭爛如泥豬狗亦不食。此香字對臭之辭。又要術脯臘條。取香美豉別以冷水淘去塵穢攷晉唐古方蔥豉湯之屬。或有用豉發汗者。而此方蓋不取於此也。案本湯舊注以為吐藥。然吐本涌實。今誤汗吐下後。虛煩懊憹。胸無實結奚用吐為。此理之較然。昭若者。從來不察。因訛傳訛。今從為改正

松陵徐氏曰。此劑分兩最小。凡治上焦之藥。皆然

梔子甘草豉湯方

梔子十四箇擘　甘草二兩炙　香豉四合綿裹

右三味以水四升先煮梔子甘草取二升半內豉煮取一升半分二服溫進一服

梔子生薑豉湯方

梔子十四箇擘　香豉四合綿裹　生薑五兩切○舊本無切字今據發汗吐下後篇及外臺校補

右三味以水四升先煮梔子生薑取二升半內豉煮取一升半去滓分二服溫進一服

此皆治其有所兼之劑前方兼少氣故加甘草以調其不足汪氏曰以甘緩之之義也後方兼嘔故

加生薑以宣通之。生薑即嘔家之聖藥。故用之也。程氏曰。若少氣者。熱傷氣也。加甘以補之。若嘔者熱搏而氣逆也。加辛以散之。或補或散。皆安內津液之助

發汗若下之。而煩熱胸中窒者。梔子豉湯主之。窒陟栗翻

此亦承上文。論胸中窒塞之證。上條言發汗吐下後。此言汗下。不及吐。蓋省文也。煩熱悶也。煩熱。即虛煩不得眠之互詞。窒。謂窒礙而不通也。此亦汗下之後。邪熱搏于上焦。故煩熱而胸中窒塞。此證煩熱且窒。較前虛煩等。象為稍實。然其邪鬱則均

故又以前方主之矣

尤氏曰。煩熱者。心煩而身熱也

劉茝庭曰。煩熱即虛煩不得眠之互詞。故煩本熱悶之義。故三陽皆有煩者。又假爲苦惱難忍之貌。如疼煩煩疼之煩是已。如少陰厥陰之煩亦是也。成氏誤以煩熱爲表熱。以煩疼爲熱疼。未爲當。

方氏曰。窒者邪熱壅滯。而窒塞未至於結痛。而比結痛較輕也

傷寒五六日大下之後身熱不去心中結痛者未欲解也梔子豉湯主之

此章亦承前論心中結痛之證。傷寒五六日邪尚在表。而大下之。則邪熱結聚。心胸而為痛。較之室為更甚。劉茝庭曰。此證疑於結胸。唯心下鞕濡為分。又前段曰煩熱。此曰身熱不去。並內熱外薰所致。而勢連及表耳。故云未欲解也。注家或以香豉發汗。有誤為表未解者。失之遠矣。此與前症輕重不同。而邪鬱則一。故尚以前方主之也。案此段特舉大下。以不及汗吐。想亦係省文。學者宜類推矣

松陵徐氏曰。案胸中窒。結痛何以不用小陷胸。蓋小陷胸症。乃心下痛。胸中在心之上。故不得用。所

胸。何以不用瀉心諸法。蓋瀉心症乃心下痞。痞為無形。痛為有象。故不得用瀉心。古人治病作但內外不失厘毫。即上下不踰分寸也

傷寒下後心煩腹滿臥起不安者梔子厚朴湯主之

此梔豉湯證。而更加腹滿者。心煩臥起不安。乃上文虛煩不得眠之互詞也。成氏曰。滿則不能坐。煩則不能臥。故令臥起不安也。亦通。是下後不特邪鬱于胸。兼胃氣壅滯。以為虛煩中滿。故用梔子枳朴。腑腹和而煩自去。滿自消矣

金鑑曰。沂明宗曰。下後微邪內陷。而無痰飲搏結。

故無結胸下利證。

梔子厚朴湯方

梔子十四箇擘　厚朴四兩炙去皮　枳實四枚水浸炙令黃○劉完素曰。枳實不去穰爲效甚速。

右三味以水三升半。煮取一升半。去滓分二服。溫進一服。

此於梔豉湯中去香豉。於小承氣湯中去大黃。倍厚朴枳實。二方相合。以清煩熱泄腹滿。其不用豉者。恐泥戀而助壅也。不用大黃者。因胃家無實結也。案如此方及枳實梔子湯。皆取其下泄而泄邪。

舊本此方後猶云得吐止後服豈不謬哉

傷寒醫以丸藥大下之身熱不去微煩者梔子乾薑湯主之

此梔豉湯證而更兼胃寒者傷寒下之未必誤而以峻厲丸藥大下之則誤矣是以邪熱客於胸中而爲虛煩勢連及表所以身熱不去也梔子乾薑合用乃清熱温中并施之法也

劉茝庭曰此條文略姑就方意攷之當是他有胃寒諸候要邪本不劇故被誤治不至大逆故煩既微而胃寒亦輕是以僅須梔子乾薑而足矣

喻氏曰。以上諸證總是餘邪在胸上。宜以梔豉劑散之。故用法即有加減。大槩不脫煩字之意。

梔子乾薑湯方

梔子（十四箇擘） 乾薑（一兩）

右二味以水三升。煑取一升半。去滓分二服。温進一服

梔子苦寒。徹胸中之煩熱。乾薑辛熱。逐下後之內寒。寒熱并施。温清兼行。而不相悖矣。抑仲師配合之妙也

凡用梔子湯病人舊微溏者不可與服之（溏音唐）

此服梔豉湯之戒。總乃結上文之辭也。凡用梔豉諸湯病人未病之先。大便本自微溏泄者知中虛素寒。用之恐苦寒損胃坐生他變。故不可與服之。必甘溫之藥當酌選。凡治病輒不可不顧其中氣也。案仲景用方必先舉其主證。而後又示不可服之禁。今梔豉乃輕清之劑。非有暴烈之品。然猶戒之。曰病人舊微溏者不可與服之。嗚呼聖人之告後人丁寧覶切其旨深矣哉

錢氏曰梔子苦寒所以治胸中之煩熱者也。若病人平昔大便微溏者。則中氣本自虛寒。用之恐寒

凉損胃反致大腸滑泄故不可與服

隱菴張氏曰丘氏曰至此亦結胃氣一條

以上六章論梔豉諸證

太陽病發汗汗出不解其人仍發熱心下悸頭眩身瞤動振振欲擗地者玄武湯主之眩黃眴翻瞤儒潤翻擗毗亦翻與躃通○舊本玄武湯作真武湯係宋人避諱今因脉經千金及翼聖惠方神功萬全方改訂以復其舊詳見少陰篇

此申明汗後陽虛飲動之證治太陽病發其汗而不解仍發熱者非表邪未解大汗後亡陽虛陽浮越於外也心下悸者陽虛而水飲為之動故心下

築築然跳動也頭眩者水飲阻淸陽之氣而不上升故爲頭暈眼黑也身瞤動者經脈衰弱爲飲被動故蠕蠕然瞤動也振聳動也擗躃同倒也振振欲擗地者言聳動之甚不能撐持欲倒於地也是乃桂苓朮甘證發汗則動經身爲振振搖之意而更加重一等者故與玄武湯以扶陽利水也案少陰篇曰此爲有水氣且本方已有苓朮其爲陽虛飲動之證無疑矣而歷世詮釋惟爲陽虛不及水飲之義抑何也

劉茝庭曰此身瞤動與大青龍變肉瞤殆異矣曰

經脈動惕者久而成痿金匱膈上病痰條曰其人振振身瞤劇是即此也

山田宗俊曰擗地二字諸家紛紜按法華經信解品云轉更惶怖悶絕躃地慧琳云躃倒也脈經作仆地字異義同宋版注一作僻是擗躃僻三字古並相通用耳

以上一章論陽虛水飲之證疑爲前汗後虛證中錯簡

咽喉乾燥者不可發汗乾音干

以下六章並舉發汗之戒而係驗之宿疾之法此

論液虧上焦者也蓋咽喉者津液上潮之道路而乾燥則知上焦津液不足矣若強發之乾燥益甚爲欬爲咽痛爲吐膿血無所不至矣凡過汗之證必當顧慮夫上焦之津液有如此者也或曰既言咽喉則口舌在其中

尤氏曰不可發汗者謂本當汗而不可發之非本不當汗之證也此所謂之變也下文倣此

一方氏曰末後無發汗之變疑有漏落

淋家不可發汗發汗必便血

此津虧下焦者也小便淋者膀胱氣化不行下焦

液乾可知更發其汗則津液耗竭從逼血從小便出耳凡遇可汗之證必當顧慮下焦之津液有如此者也

瘡家雖身疼痛不可發汗汗出則痙舊本痙作痓譌今從玉函改

此血虧軀殼者也瘡指金瘡而言非癰疽之謂也瘡創古字通用此金瘡家以軀殼血亡雖有傷寒身體疼痛等表證不可輕發其汗若誤發其汗則陰液外泄筋脈益燥即所以勁急而痙矣經云太陽病發汗太多因致痙況瘡家乎凡遇可汗之證必當顧及軀殼之血液有如此者也又巢源有金

瘡中風痓候雖其由殊異然亡血成痓則一也

劉茝庭曰攷瘡古瘡瘍之義說文曰刅傷也楚良

从刃从一創或从刀倉聲大徐曰今俗別作瘡非

是也據此乎脈法以手把刃坐作瘡也金匱若身

有瘡被刀斧所傷亡血故也並可與本條互徵矣

瘍腫古刅或用創字蓋假借也

徐氏彬曰仲景不另出方聽人消息金匱論註

魏氏曰此論所以解太陽之表必兼清熱葛根黃

芩黃連湯之所以立也

衄家不可發汗汗出必額上陷脈急緊直視不能眴

不得眠䀮女六翻顉五陌翻眴胡絹翻

此血燥于上者也額顉也陷即大肉陷下之陷謂額上肉脫也脈急緊謂目系急緊也言平素慣䀮血之家以血液脫于上分雖有表邪不可發汗若更發其汗則血液枯竭額上肉脫而陷下筋脈失養系目之脈急緊而直視矣眴本作旬說文目搖也从目匀省聲史記項梁眴籍是也眠乃瞑字說文翕目也从目冥冥亦聲徐曰今俗作眠非是不能眴不得眠乃形容直視之詞蓋睛不能轉故不得眴也目不能翕故不得眠也諸註謬矣

韓氏曰此人素有衂血證非傷寒後如前證之衂也故不可發汗全書引

喻氏曰傷寒發煩目瞑者必衂宜用麻黃湯發汗此素慣衂血之人戒發汗以虛其虛宜兩諦之也

亡血家不可發汗發汗則寒慄而振慄音栗

此血亡於內而外隨虛之證亡血乃吐血便血及婦人崩漏帶下之類是也前段衂家瘡家並屬亡血而此再舉亡血家者蓋衂家則血燥于上瘡家則血從外失此則血從內亡也言諸失血之後陰血已虛雖有表邪不可復發汗若誤發汗則不陰

血更竭陽氣隨亡安得不身寒戰慄而振振搖動邪案以上並論誤汗之變而各條不處方然邪已在表若更不發汗恐邪熱不解是雖或發汗必當顧慮其津液蓋建中新加之屬要活意變通臨證斟酌是仲景所以不預定一方也（聖惠方皆言發汗而其人適已失血及大下利者雖不可汗如此者數與桂枝湯使體中漐漐汗出連日如此自當解也）注家不察強擬其方以印定後人眼目則守株膠柱難適從耳

成氏曰鍼經曰奪血者無汗奪汗者無血（出營衛生會篇）亡血發汗則陰陽俱虛故寒慄而振搖

龐氏曰凡不當汗而强汗之則津液枯槁而死

劉茝庭曰下後發汗振寒脈微細其機相似

汗家不可發汗發汗必恍惚心亂小便已陰疼與禹餘糧丸方本闕○恍虎晃翻惚呼骨翻舊本汗家下不可發汗四字作重一字今照前文并不可發汗篇訂正

此液竭於表之證言平素多汗之家中下二焦俱薄表陽隨弱今更發汗則陽氣益脫是以心氣不斂恍惚擾蕩而不能自持是謂之亂也又以下焦無水小便已則莖中澁痛也註家汗爲心液解并屬含糊槩禹餘糧丸原方闕今不可攷或曰此

陰攻前後諸條亦係禁汗之例不須自主一方蓋與禹餘糧丸數字衍文也千金翼又無此五字其說似是

王氏三陽曰血家汗家俱指本人平時舊病言之也

錢氏曰禹餘糧丸雖闕然餘糧乃鎮墜之重劑專主下焦前後諸病所以能鎮恍惚之心亂治便已之陰疼其佐使之屬或有扶陽補虛之用未可知也（愚嘗採輯後人補添諸方爲禹餘糧丸考一編今載于附錄宜參閱）

病人有寒復發汗胃中冷必吐蚘（蚘音回）

此論內寒證不可誤汗復反也言病人胃中原有寒偶感外邪當温中以逐寒宜建理輩若反發汗汗則陽氣愈微胃中冷甚蚘不能安故必吐蚘也或問胃中有寒何以候之曰脈經曰寸緊胃中有寒若不能食時時利者難治此類是也或據瓜蒂散條胸有寒解爲寒飲誤凡釋經文當融會不可執泥矣案傷寒蚘證最多家君槐園先生嘗著蚘志一書凡蚘蟲名義脈證至治法之悉搜羅殆盡學者當參攷也

常氏曰可服烏梅丸郭曰宜服理中丸補亡論

隱菴張氏曰本論凡論汗吐下後必結胃氣一條

治傷寒者當以胃氣為本也

以上七章論禁汗之戒

本發汗而復下之此為逆也若先發汗治不為逆本先下之而反汗之為逆若先下之治不為逆

此釋病有表裏證汗下各有先後之義復與覆古字通用復亦反也乃與下文反汗之反同意言表急於裏本應發汗而反下之此為逆若先汗而後下治不為逆也若裏急於表本應下之而反汗之此為逆若先下而後汗治不為逆也乃知證更見表裏治隨有緩急豈可倒行逆施哉內經曰反順

誤字

爲逆。見四氣調神論

郭氏曰：此爲病當先汗而反先下之，故爲逆也。若已汗而復下之者，不爲逆也。或當先下而反先汗之，故爲逆也。若已下而後汗之者，不爲逆也。

程氏知曰：言汗下有先後緩急，不得倒行逆施。

傷寒，醫下之，續得下利清穀不止，身疼痛者，急當救裏；後身疼痛，清便自調者，急當救表。救裏宜四逆湯，救表宜桂枝湯。清圊通

此揭下後表裏兼見之證，以論其治。言傷寒醫誤下之後，裏氣大虛，續得下利圊穀而不止者，此陽

從內脫雖身體疼痛表證仍在急當救裏其故何裏急於表也然身體疼痛則表亦不輕故清便才止仍從表治豈可緩圖乎救裏宜四逆湯以復其陽救表宜桂枝湯以解其邪本經凡曰急者急不容待緩則無及矣但本證身體疼痛原麻黃主治今用桂枝者因下後也又後章曰欲救邪風者宜桂枝湯救表之救字亦同此義矣案桂枝人蔘湯一條亦屬表裏不解然彼則表邪內陷裏陽將脫故治主乎雙救是則表邪未解裏陽已脫故單鞭扶之蓋雖有外證勢不得不舍之併力於此矣故

金匱藏府經絡先後病篇亦舉此條以示治法有先後緩急之序耳

朱氏曰大抵大便利而身體疼者當救裏大便如常而身體疼者急當救表此不可不知也

楊氏士瀛曰大抵治病如奕棊當先救急急者何救其重而略其輕也

喻氏曰厥陰篇下利腹脹身體疼痛者先溫其裏乃攻其表溫裏四逆湯攻表桂枝湯曰先溫曰乃攻形容不得已之次第足互此意

痛。發熱頭痛。脈反沉。若不差。身體疼痛。當救其裏宜

四逆湯差初加翻

前段論表裏異病者而此又承前申釋虛寒似表熱之證治言發熱頭痛病為在表脈當浮而今反沉則陽氣素虛雖列之太陽實係少陰想是其初必麻黃附子三湯所宜酌用而醫誤投汗藥則病遷延不差以致陽氣外亡陰寒內凝而身體骨節疼痛矣尤氏曰不差者謂以汗藥發之而不差也若不敢回陽則厥逆煩躁勢所必至故以四逆湯主之蓋頭痛亦有因陰寒上冲者不得謂三陰無頭痛也案前段下利清穀而身體疼痛仍屬表熱

乃桂芍之治此條發熱頭痛而身體疼痛即處陽虛乃葛附之治經文互舉以示其異然言宜四逆湯者恭酌量之辭也

程氏曰此條乃太陽中之少陰麻黄附子細辛湯條乃少陰中之太陽究竟二證皆是發于陽而病在陰故皆陽病見陰脈

劉茝庭曰此證殆與附子湯相同而用四逆者或是以其所經誤治陽虛殊甚而更有厥冷等證耳三陰無頭痛是就經絡而言戴原禮既辨其非正法頭痛固有因陰寒上冲者此即是已

太陽病先下而不愈。因復發汗以此表裏俱虛其人因致冒。冒家汗出自愈所以然者汗出表和故也。裏未和然後下之復扶又翻。○補亡論裏上有得字然後下補復字義甚當

此亦敍表裏並見以汗下失序之證者蓋此段雖冒以太陽本必兼有表裏證醫以裏為急而先下之後見表仍在以復發其汗然雖被下表邪幸不陷且表裏之熱亦從汗下而解乃知其病本輕但以汗下過當與先後失序表裏兩虛而其人因致冒說文冒蒙而前也从冃从目此汗下後氣血俱虛清陽不徹如以物蒙蔽其頭目即是昏迷之義

也冒家汗出自愈者津液復于表則表氣隨和故
也當此時有裏未和大便或鞕者不得不斟酌下
之以助其津液矣然後者緩詞也如無裏證可不
必下也案冒家汗出自愈此非以藥強發之謂乃
正氣得復而後汗自出耳下之宜調胃承氣湯和
之諸註未瑩

常氏曰復下用調胃承氣湯

龐氏曰人將大汗必冒昧者若久旱天將時雨六
合皆至昏昧雨降之後草木皆蘇庶物明淨玉册
所謂換陽之吉證也

太陽病未解脉陰陽俱微必先振慄汗出而解但陽脉微者先汗出而解但陰脉微者下之而解若欲下之宜調胃承氣湯（慄音栗○舊本陰陽俱微之微字作停原注曰一作微按停脉諸醫書無攷據下文陽脉微陰脉微推之其作微者極爲允當故今從之）

此承上章以更演所以病自愈之義太陽病未解蓋受上文先下後汗而省文也上文不言脉故此補出陰陽俱微四字以詳釋之振慄汗出乃冒家汗出之互詞也脉微二字當活看此非微弱之微乃邪正交爭脉道滯伏也言太陽病本有表裏證汗下失叙而不解脉陰陽俱微者以其病本經汗

下之餘邪正交爭而正氣欲復邪氣將解之徵唯其正氣本虛難於勝邪故交爭之際雖脈道暫時鬱伏迨其正氣旣復則振振聳動汗出而解辨脈法曰其人本虛是以發戰是也更申辨之曰但其陽脈之微者卽表氣之不能條達雖隨汗而自和至其陰脈之微者裏氣之不能通暢非下之則不除故曰若欲下之宜調胃承氣湯然言若言欲意其輕活無取於大下自在言外矣蓋汗則自得下則用藥上章但云下之而此舉其方所以互相發也案陰陽俱微是總說下邊分解陽脈與陰脈也

此段文意不晰，從來箋釋俱是隔靴搔癢，予姑爲之解，未知惬經旨否。

以上五章論病有兼表裏者之義。

太陽病，發熱汗出者，此爲榮弱衛强，故使汗出，欲救邪風者，宜桂枝湯。

此釋中風發熱汗出之義。太陽病發熱汗出者，乃表氣開泄之故。榮弱，謂榮氣和而不病，非衰弱之弱也。衛强，謂衛氣病而不和，非强暴之强也。此邪氣泛漫肌表，而衛特受傷，是以衛氣不與榮氣和諧，所謂榮自行於脈中，衛自行於脈外，是爲榮弱衛強即所以皮表蓋為開洩而熱自發汗自出也救解救之義玉函作解可證又八正神明論工候救之王注救止也亦是一說喻氏曰邪風即風邪勿鑿看案舊說以為風并於衛寒并於榮則誤矣柯氏曰此釋中風汗出之義見桂枝湯為調和榮衛而設榮者陰也衛者陽也陰弱不能藏陽強不能密故汗出

以上一章釋中風汗出之義攷此條玉函脈經千金翼并載太陽上篇桂枝湯本方後今在于此蓋疑編次之錯也

傷寒五六日中風往來寒熱胸脇苦滿嘿嘿不欲飲食心煩喜嘔或胸中煩而不嘔或渴或腹中痛或脇下痞鞕或心下悸小便不利或不渴身有微熱或欬者小茈胡湯主之嘿音墨痞符鄙翻鞕五更翻○舊本茈作柴案蘇敬本草注曰茈是古柴字李時珍曰古本張仲景傷寒論尚作茈胡成本釋音載茈音柴　皇國丹波康頼醫心方柴字亦作茈的知古文如此今從改訂後並同

此少陽初證以其來必自太陽故列于此傷寒中風言傷寒或中風互文也下條曰傷寒中風有茈胡證可以徵五六日太約邪傳少陽之時也往來寒熱者寒已而熱熱已而寒與太陽之發熱惡寒

寒時亦熱熱時亦寒殆與言病不論傷寒中風當五六日之時往來寒熱者邪入半表半裏之地正氣爲邪斂束而寒邪氣與正氣相搏而熱邪氣遂不能服正氣正氣亦不能逐邪氣更互分爭所以寒熱間作也胸脇居一身之半所謂半表半裏之地乃係少陽所主部位也故邪結於胸脇則爲苦滿胸脇既滿胃中之水谷亦不消所以默默然不需飲食也嘿嘿不欲飲食貌厥陰篇嘿嘿不欲食金匱又云欲食不能食意常嘿然是也煩熱悶也喜嘔謂數嘔也心煩喜嘔者熱逼心間而煩裏氣

上逆而嘔此則少陽定有之證惟因其人氣血偏勝宿疾有無有所兼挾以爲病不同故有或爲諸證夫胸中煩而不嘔者熱聚而氣不逆也或渴者津液不足也或腹中痛者血澁而內寒也或脇下痞鞕者邪熱伏飲摶聚爲實也或心下悸小便不利者水停心下則悸所以小便不利也或不渴者津液無虧也外有微熱表未全罷也或欬者氣逆而嗽也凡此皆少陽兼挾之證但見一證便是不必悉具總見口苦咽乾目眩與弦細之脈更有往來寒熱云云證則知邪已傳少陽矣故與小柴胡

湯以和解之也

程氏曰少陽無自受之邪俱屬太陽遏蒸而起故曰傷寒中風邪必逗延而後界此故曰五六日

柯氏曰寒熱往來病情見于外苦喜不欲病情得于內看喜苦欲等字非眞嘔眞滿不能飲食也看往來二字見有不寒熱時寒熱往來胸脇苦滿是無形之半表心煩喜嘔默默不欲飲食是無形之半裏或然七證皆偏于裏惟微熱爲在表皆屬無形惟心下悸爲有形皆風寒通證惟脇下痞鞕屬少陽總是氣分爲病非有實可據故皆從半表半

裏之治法

又曰脇居一身之半爲少陽之樞邪結於脇則樞機不利所以胸脇苦滿默默不欲食也

劉茝庭曰苦滿者言如有物塡滿而苦惱難忍此病人自覺之情非外測所得金匱有苦喘苦重苦痛苦冒等文其義相同其云胸滿云胸脇滿俱省文也或謂滿懣通果然則胸懣與心煩何別且脇而云懣意義不通其說難從

成氏曰傷寒邪氣在表者必漬形以爲汗邪氣在裏者必蕩滌以爲利其在不外不內半表半裏旣

非發汗之所宜又非吐下之所對是當和解則可矣小茈胡所以和解表裏之劑也

錢氏曰邪在半表半裏之間汗之則達表之途遠誤汗則陽氣虛而邪必犯胃恐有讝語煩悸之變生吐下則內陷之機速誤吐下則正氣傷而虛邪內侵恐有驚悸之患作故汗吐下皆在所禁而已小茈胡湯和解其半表半裏之邪也

小茈胡湯方

茈胡半斤　黃芩三兩　人參三兩

半夏半斤洗　甘草炙　生薑各三兩切

大棗十二枚擘

右七味以水一斗二升煮取六升去滓再煎取三升溫服一升日三服若胸中煩而不嘔者去半夏人蔘加括樓實一枚若渴去半夏加人蔘合前成四兩半括樓根四兩若腹中痛者去黃芩加芍藥三兩若脇下痞鞕去大棗加牡蠣四兩若心下悸小便不利者去黃芩加茯苓四兩若不渴外有微熱者去人蔘加桂枝三兩溫覆微汗愈若欬者去人蔘大棗生薑加五味子半升乾薑二兩

此湯名曰小柴胡者對大柴胡湯而言葢以其用

之輕重力之大小名之亦猶大小青龍大小建中之例也劉茝庭曰柴胡爲物固非芩連之寒亦非麻葛之發然其性微寒而解鬱熱故於清解少陽適然相應其力稍緩故佐以黃芩其喜嘔者似是派證然胃氣不安則柴芩不得擅其力是所以用半夏生薑也人蔘動輒住邪故前輩或夫不用或曰旣與柴芩相配且去滓再煎則性味混和啻能助胃而不敢攔補即七味相藉以爲少陽正方此言似合理案外臺張文仲療消渴熱中加減六物丸方後云脇下滿加人蔘存攷又徐洄溪曰蓋藥之性各盡其能攻者必攻强補者必補弱猶掘坎於地水從高處流下必先盈坎而後進

必不反向高處流也如大黃與人蔘同用大黃自能逐去堅積決不反傷正氣人蔘自能充盈正氣決不反補邪氣蓋古人製方之法有神明之道焉見醫學源流論

楊雄方言煎火乾也凡有汁而乾謂之煎是說曰煮取六升去滓再煎取三升此茈胡桂薑湯半夏瀉心湯旋覆代赭湯之類皆然是知煎乃熬煎之義若其有物而煮者必謂之再煮更煮論中煎煮字有別如此案方後加減法是後人所增說已見小青龍湯條下今不敢釋也

錢氏曰小陽一證惟此一方無他方也雖有多證亦不過因此出入變化而已至變證已離少陽此

胡不中與之則更用他法矣雖後人之補中益氣湯及逍遙散之類其升發清陽開解鬱結之義亦皆不離小柴胡之旨也

又曰今世俗皆棄人蔘而不用以爲穩當乃盲醫不知虛實之故也惟熱盛而邪實者乃可去之或有兼諸之不相合者亦可去也若邪輕而正氣虛者未可棄去也或邪氣雖盛而正氣大虛者亦當酌其去取也

松陵徐氏曰去滓再煎者此方乃和解之劑再煎則藥性和合剛柔相濟古聖不但用藥之妙其煎

狀俱有精義

又曰按小柴胡與桂枝二方用處極多能深求其義則變化心生矣

血弱氣盡腠理開邪氣因入與正氣相搏結於脇下正邪分爭往來寒熱休作有時嘿嘿不欲飲食藏府相連其痛必下邪高痛下故使嘔也必下痛下之下疑嫁翻

此申明上文之義血弱氣盡至結於脇下述邪入少陽之由以釋胸脇苦滿句正邪分爭三句是釋往來寒熱句倒裝法也嘿嘿不欲飲食兼上文苦滿而言藏府相連四句釋心煩喜嘔也血弱氣盡

生氣通天論云魄汗未盡形弱而氣爍穴俞以閉發爲風瘧亦是類也蓋正氣盛旺邪不敢客半表裏之地界故必因其人氣血之不足而乘虛以深入也舊注以爲人之氣血隨時盛衰當月郭空之時則爲氣弱血盡腠理開疎之時恐非是盡字宜看得活只充虛字解脇下乃少陽部位邪正相搏所以必結于此也正欲出邪欲入彼是分爭所以寒休則熱作熱休則寒作往來有時而不能止也胸脇已滿宜其不能飲食乎藏府相連者藏爲在上府爲在下上則心煩喜嘔下則胸脇苦滿此爲

邪高痛下金匱論婦人之病曰兩脇疼痛與藏相連是也痛者是非疼痛之義謂病所結處診要經終論云痛病必下又原注一曰其病必下以可互徵也故使嘔也句總結上文之詞但言嘔而不言煩滿者蓋省文也是小柴胡湯乃所以和解半表裏之邪矣

尤氏曰血弱氣盡腠理開謂亡血新產勞力之人氣血不足腠理疎豁而邪氣乘之也

柯氏曰此仲景自注柴胡證首五句釋胸脇苦滿之因正邪三句釋往來寒熱之義此下多有闕文

故文理不連屬也

服柴胡湯已渴者屬陽明以法治之

此論少陽傳陽明之證已畢也渴亦柴胡兼主之一候今服湯已而渴則邪傳陽明熱已入胃又非柴胡之所能治也以法治之者蓋言白虎承氣各隨其宜而用之耳

鄭氏重光曰少陽陽明之病機在嘔渴中分渴則轉屬陽明嘔則仍在少陽如嘔多雖有陽明證不可攻之因病未離少陽也服柴胡湯渴當止若服柴胡湯已加渴者是熱入胃府耗津消水此屬陽

明胃病也

得病六七日脈遲浮弱惡風寒手足温醫二三下之不能食而脇下滿痛面目及身黄頸項強小便難者與柴胡湯後必下重本渴飲水而嘔者柴胡不中與也食穀者噦（頸居影翻噦於月翻中丁仲翻○舊本小便難作小便黄今據發汗吐下後篇成本玉函脈經千金翼改訂）

此雖病似少陽而實非柴胡證也浮弱爲桂枝脈惡風寒爲桂枝證然手足温熱而身不熱脈遲爲寒緩無陽是表裏虛寒也法當温中散寒而反二三下之胃陽喪亡不能食矣虛氣上逆脇下滿痛

虛陽外走故一身面目悉黃筋脈失養故頸與項相引强急津液無輸故小便難乃太陽誤下之壞病非茈胡證矣後謂大便也劉向新序惠王之後蛭出是也下重即後重也許宏曰下重者欲下不出之意若誤認脇下滿痛不能食與以小茈胡湯則後必下重雖有蔞甘不禁茈芩之苦寒也是雖有渴證乃係數下奪津之渴其飮水即嘔亦非少陽本證之嘔緣誤下所致茈胡湯不中與也說文噦氣啎也从口歲聲後人訛稱呃逆吃逆者是也此以胃中陽氣大傷不但與水嘔即食穀亦噦矣

本證由醫之誤下以致表裏混淆陰陽雜糅尤要臨證斟酌處治此所以經文不預主一方也前哲或疑末後尚有脫落果何也

郭氏曰若證象陽旦小便難者屬桂枝加附子湯

程氏知曰後言柴胡證但見一證便是此更言脇下滿痛亦有不宜柴胡者以爲戒也

傷寒四五日身熱惡風頸項强脇下滿手足溫而渴者小柴胡湯主之

此承上文論小柴胡之證身熱惡風項强皆太陽表證也脇下滿邪傳少陽也然身熱惡風較發熱

惡風已近裏一層頸項强較頭痛項强自是低一步況脇下滿手足溫而更渴者是太陽邪輕而少陽邪重所以不別須汗解而有特取乎小茈胡也胸下滿乃胸脇苦滿之互詞案張志聰曰陸氏曰手足溫者手足熱也凡靈素中言溫者皆謂熱也非謂不熱也攷說文熱溫也陸說爲是參前章及此段並有脇滿但前證身不熱而手足溫是非茈胡證今身熱而手足溫乃茈胡證經文對舉以互相發明也

中西子文曰惡風頸項强太陽也身熱及渴陽明

也脇下滿少陽也經曰傷寒中風有柴胡證但見一證便是不必悉具又曰愼不可發汗又曰愼勿下之故獨取脇下滿之一證於少陽而次方於此也

劉廉夫曰案外臺引仲景傷寒論本條亦云小柴胡湯主之而其方則柴胡桂枝乾薑湯也蓋從加減例而吹易者

傷寒陽脈濇陰脈弦法當腹中急痛先與小建中湯不差者小柴胡湯主之濇音色

此論少陽兼挾裏虛之證於此本條必具少陽證

而經文不言及者省文也陰陽乃尺寸也陽脈濇濇主氣血虛少陰脈弦弦本少陽之脈又主痛是其人胃虛內寒更為少陽之邪所鼓動故當腹中急痛治法先與小建中湯温中補虛以緩其痛亦猶先與四逆之意而痛未止者裏寒雖散而少陽留邪尚未解也故換以小柴胡湯蓋腹痛至此即亦為柴胡中之一候也

汪氏曰先補後解乃仲景神妙之法

令韶張氏曰先與小建中便有與柴胡之意非因小建中不效而又與小柴胡也

小建中湯方

桂枝三兩去皮　甘草三兩炙○舊本作二兩今照玉函成本金匱改

大棗十二枚擘　芍藥六兩　生薑三兩切

膠飴一升○飴延知翻陶隱居曰方家用飴糖乃云膠飴皆是溼糖如厚蜜者建中湯多用之其凝强及牽白者不入藥吳綬曰膠飴即餳糖也其色紫深如琥珀者佳

右六味以水七升煮取三升去滓內飴更上微火消解溫服一升日三服嘔家不可用建中湯以甜故也甜徒兼翻

建中溫建中藏也錢氏曰建立中焦即洪範建中立極之義也小建中視之大建中藥力和緩故曰

小爾案此方乃桂枝湯倍芍藥而加膠飴也桂枝湯扶陽而利榮衛通津液倍芍藥者本草主邪氣腹痛寒熱疝瘕止痛益氣別錄通順血脈緩中加飴糖者別錄味甘微溫主補虛乏孟詵曰補虛建脾胃氣補中並取此意也此湯妙在飴糖令人服小建中湯者或不用飴糖大失仲景之意矣嘔家不可用建中湯即酒客不可與桂枝湯之義恐味甜助嘔也

吳氏綴曰仲景謂嘔家不喜甘凡甘草棗子糖餡之物皆不可用也如川甘草則少少川之凡治嘔

但不可缺生薑孫真人謂嘔家聖藥是也

劉茝庭曰仲景溫養中焦之劑建中理中實相對設建中主潤理中主燥而俱取救陽矣其人胃津不足陽虛生寒者建中以和液而溫中胃氣不足陰寒內盛者理中以逐溼而散寒蓋溫養之法實不能出二方之範圍也

傷寒中風有柴胡證但見一證便是不必悉具見音現

此復申明首章之義傷寒中風者謂或傷寒或中風不必拘即所謂傷寒五六日中風是也柴胡證者謂邪入少陽在半表半裏之間也但見一證便

是不必悉具言少陽證候多端故往來寒熱胸脇苦滿凡有柴胡中之一證者即是涉于半表半裏宜主之以小柴胡湯不必待其諸證全具也

隱菴張氏曰恐泥或煩或渴或痛或痞或悸或欬之并呈故於此申明之

朱氏曰近時多行小柴胡湯不問陰陽表裏凡傷寒家皆令服之此藥差寒不可輕用雖不若大柴胡湯小承氣湯之緊然藥病不相主其為害一也仲景雖云傷寒中風有柴胡證見一證便是不必悉具此為是少陽證當服小柴胡不必少陽證悉

具耳

凡茈胡湯病證而下之。若茈胡證不罷者。復與茈胡湯。必蒸蒸而振。却復發熱汗出而解。復扶又翻

此論少陽之邪因振汗而解之證茈胡證即前段所謂往來寒熱胸脇苦滿等是也是當以小茈胡湯和解其邪而醫誤下之然元氣尚持幸無他變茈胡證仍不罷者未至壞逆邪尚在少陽此當復與茈胡湯必蒸蒸而振蒸蒸者熱氣從內達外如蒸炊之狀也邪在半裏不易達表必得氣蒸膚潤振戰鼓慄而後發熱汗出而解矣所以然者何蓋

以下後正氣內虛故也辨脈法曰其人本虛是以發戰是之謂也案史周本紀幽王二年西周三川皆震伯陽甫曰陽伏而不能出陰迫而不能蒸於是有地震蓋理乃一矣

錢氏曰服小柴胡湯而和解者多矣未必皆蒸蒸而振也此因誤下之後元氣已虛雖得柴胡和解之後當邪氣已衰正氣將復之際但元氣已虛一時正難勝邪必至邪正相搏陰陽相持振戰寒慄而後發熱汗出而解也若正氣未虛者不必至振戰而後解也若正氣大虛雖戰無汗者是真元已敗不能作汗也危矣殆矣

松陵徐氏曰凡誤治而本證未罷仍用本證之方六病盡同不獨茈胡證也

傷寒二三日心中悸而煩者小建中湯主之

此承前小建中湯條論中氣不足之證治心中乃謂心胸之間也悸心動也陶氏曰心悸者築築然動怔怔忡忡不能自安是也言傷寒二三日爲病不久悸爲裏虛煩爲邪擾二三日悸而煩者正虛不足而邪欲入内也是雖有表證亦不可攻其邪但與小建中湯以滋養中氣蓋中州建立煩悸可除邪氣隨解即不解而攻取之法亦可因而施矣

案悸與煩并小柴胡湯或中之一證然傷寒二三日未有少陽證而悸且煩乃屬中氣虛餒所致小柴胡湯非可與也故茲舉之以辨明煩與悸亦有不宜柴胡者也

周氏曰聖人立法邪勝者散邪為主正虛者益正為先但補正必兼散邪用味輕活必不如後人以小柴胡必去人蔘反為謹愼耳

錢氏曰炙甘草湯之悸乃氣血皆虛小建中湯之悸乃中氣不足也

太陽病過經十餘日反二三下之後四五日柴胡證

仍在者先與小柴胡湯嘔不止心下急鬱鬱微煩者爲未解也與大柴胡湯下之則愈舊本小柴胡下脫湯字今據成本脈經千金翼校補

此論少陽兼胃實之證治過經者唯是謂日數過多也柯氏曰經者常也過經是過其常度非經絡之經也内藤希哲曰過經者言太陽表證罷也山田宗俊曰苓桂朮甘湯動經及太陽下篇經脈動惕之經皆指表之辭並是言太陽病過經十餘日知其時邪已犯少陽矣故以二三下之爲反也程氏曰太陽病過經十餘日邪不入裏知此際已具有柴胡證矣觀下文柴胡證仍在字可見若反二三下之

而四五日更無他變茈胡證依然仍在此時縱有可下之證須先與小茈胡湯以和解半表半裏之邪如和解之而嘔不止兼之心下急迫而鬱鬱微煩心下者正當胃府之中心下急則逼迫已極況鬱鬱然微煩是裏熱壅實邪既併陽明之驗非下除之不可故與以大茈胡湯兼而行之鬱鬱微煩貌也

劉茝庭曰攷急是緩之對蓋謂有物窘迫之勢非拘急之謂李氏脾胃論曰裏急者腹中不寬快是也蓋所謂不寬快者以釋裏急則未爲當而於心

下急則其義甚覩桃核承氣條少腹急結之急亦同義也

林氏瀾曰嘔不止則半表半裏證猶在然心下急鬱鬱微煩必有燥屎也非下除之不可故以大柴胡兼而行之

程氏知曰此言過經誤下有用大小柴胡而解決也蓋其人之邪因屢下而深入若表證未罷必先用小柴胡和其半表而後可兼攻其裏也

程氏曰此條與陽明嘔多雖有陽明證不可下之條細細酌量陽明證嘔在上而邪亦在膈之上未

入府故不可下此條嘔不止心下急乃邪在膈之下已屬胃乃可下也可下不可下此等處最不容誤也

大茈胡湯方

茈胡半斤　黃芩三兩　芍藥三兩

半夏洗半升　生薑切五兩　枳實四枚炙○陶隱居曰枳實若干枚者去穰畢以一分準二枚　大棗十二枚擘

右七味以水一斗二升煮取六升去滓再煎取三升溫服一升日三服一方加大黃二兩若不加恐不爲大茈胡湯舊本再煎下無取三升三字依小茈胡湯煎法此條脫文今據發汗

吐下後篇及王函外臺註補

大柴胡者對小柴胡而設名也此少陽陽明兩解之劑故於小柴胡湯中除去人蔘甘草助陽戀胃之味而加芍藥枳實大黃之沈降以滌除熱滯也多倍生薑者因嘔不止也少加大黃者以裏實輕也又用芍藥者取其佐大黃而泄實成氏曰芍藥以通壅建安許氏曰枳實芍藥二者合用而能除堅破積助大黃之功而下內熱是也張志聰曰芍藥氣味苦平苦走血故爲血分之藥苦下泄故本經主邪氣腹痛除血痺破堅積寒熱因其破泄故太陰篇曰云云今人咸云芍藥主酸斂而不知有大黃之功能元如曰芍藥乃神農中品之藥本經曰氣味苦平

後人增曰酸而實未嘗酸也又成聊攝謂大茈胡爲下劑之緩者蓋少陽兼胃實者爲此方真的世或有畏承氣之太緊輙不敢用以大茈胡爲穩當而代之者嘻是又失仲景之旨矣案原方脫大黃故叔和於方後乃云一方云云且本證旣言下之則愈其爲脫落無疑矣

金鑑曰許叔微曰大茈胡湯一方無大黃一方有大黃此方用大黃者以大黃有蕩滌蘊熱之功爲傷寒中要藥王叔和云若不用大黃恐不名大茈胡湯且經文明言下之則愈若無大黃將何以下

心下之急乎應從叔微爲是

建安許氏曰大柴胡湯中必用大黃古方中又云一方加大黃何也湯中若無大黃何得言大柴胡湯下之者此乃用前人無剛斷處也

傷寒十三日不解胸脇滿而嘔日晡所發潮熱已而微利此本柴胡證下之以不得利今反利者知醫以丸藥下之此非其治也潮熱者實也先宜服小柴胡湯以解外後以柴胡加芒消湯主之所許通

此段當作三截看傷寒十三日至發潮熱是一截言其本證如此已而微利至此非其治也是一截

論其壞出於醫之誤潮熱者實也以下論救誤之治也上三日者約略之辭不必拘晡申時也所許古字通用見方氏通雅又禮檀弓疏所是不定之名言傷寒至十三日之久而不解其證胸脇滿而嘔少陽也日晡所發潮熱陽明也乃是少陽陽明併病邪熱方結何爲旣而微利蓋此病本大柴胡兩解之證已經下之而不得利今反微利者知醫不以柴胡之清涼下而以丸藥之毒熱下之故其利不通暢而微此以用下失法之故徒擾腸胃而邪與實依然具存程氏所謂決者非所留留者非

所失故溏者自溏結者自結而結者既結溏者益溏矣更恐人疑攻後之下利爲虛因又證之曰潮熱乃爲胃府熱結而實也是似宜蚤從雙解而丸藥誤下之後不欲續以駃藥故姑先用小柴胡待胃安而後即加芒消以洗滌之則少陽邪祛而胃中之熱亦解矣案陽明篇云陽明病發潮熱大便溏小便自可胸脇滿不去者小柴胡湯主之但彼非經攻下者而其用方之意則與此段先用小柴胡湯同義矣趙氏獻可曰仲景云蕩滌傷寒熱積皆用湯藥切不宜用丸藥不可不知乃今人輒用滾痰捱積等丸治傷寒何也

成氏曰潮熱若潮水之潮其來不失其時也潮熱屬陽明必於日晡時發陽明者胃屬土王於未申邪氣入於胃隨王而潮也

錢氏曰胃邪雖實奈少陽半表之邪未去當用小柴胡湯以解外邪然後再以柴胡湯加芒消下之則胃中之熱邪亦解

柴胡加芒消湯方

柴胡二兩十六銖　黃芩一兩　人參一兩

甘草一兩炙　生薑一兩切　半夏二十銖本云五枚洗

大棗四枚擘　芒消二兩

右八味以水四升煮取二升去滓內芒消更煮微沸分溫再服不解更作

此亦雙解之法乃小柴胡湯中加芒消者蓋本證下利故雖實輕於大柴胡而凡藥誤下之後燥結則有堪瀉是以不藉大黃之破實而殊取芒消之軟堅後人或有以大柴胡湯加芒消者大背仲景法矣

方後不解謂邪氣不解散也

松陵徐氏曰此藥劑之最輕者以今秤計之約二兩分二服則一服止一兩耳案大柴胡湯加大黃

枳實乃合用小承氣也此加芒消乃合用調胃承氣也皆少陽陽明同治之方

汪氏曰微利之後溏者已去燥者自留加芒消者能勝熱攻堅又其性速下而無礙胃氣乃一舉而兩得也

傷寒十三日過經讝語者以有熱也當以湯下之若小便利者大便當鞕而反下利脈調和者知醫以丸藥下之非其治也若自下利者脈當微厥今反和者此為內實也調胃承氣湯主之（鞕五更翻）

此因證與上條相似並舉以互詳其治也言傷寒

十三日之久過其常度而不解讝語者以邪熱入胃胃中有熱熱氣熏膈則神昏而讝妄也法當以湯蕩滌之錢氏云曰湯而不曰承氣者以上四句是起下文語乃借客形主之詞故在所忽也若小便利者津液偏滲大便當鞕今反下利脈又調和而非自利之脈夫讝語者為胃實不應下利下利為虛脈不應調和今皆互而有之脈證不協知醫下之以丸藥故曰非其治法也蓋本證下之固非況而丸藥下之乃誤矣更又申之曰若自下利者當脈微而四支厥今脈反和和字對微字看即脈

與證不相背之意若脈果調和則無病矣案微厥間省而字厥陰篇有脈微而厥文可徵或曰微厥之厥字衍文亦通此為胃中熱實有燥屎故見讝語下利等證也蓋醫之用下失法腸胃中堅實之物不能去而所下者旁流清垢耳經曰下利讝語者有燥屎也宜小承氣湯是雖屬小承氣湯證以誤下之故內實不去胃氣徒傷只宜和之以調胃承氣湯也

汪氏曰此段有五反一對熱與厥反湯與丸反便鞕與下利反脈微與脈和反藥下與自利反小便與大便鞕為一對讀者宜細詳之

太陽病不解。熱結膀胱。其人如狂。血自下。下者愈。其外不解者。尚未可攻。當先解其外。外解已。但少腹急結者。乃可攻之。宜桃核承氣湯。（核下華翻）

此論下焦畜血之證治。言太陽病邪熱不解。下焦畜血。此爲熱結於膀胱。膀胱猶言下焦。蓋與胃中有燥屎同例。抵當湯條云。熱在下焦。是互發耳。舊注乃云。太陽經邪熱不解。隨經入府。殊欠分析也。人如狂者。瘀熱內結。心爲所擾。故如狂也。如字不必深講。唯是狂也。與毛詩風雨如晦之如同。若熱迫血而自下。則邪隨血下泄。故愈也。若其血不得自下而畜積於下則少腹作急結之形當攻之宜以桃核承氣湯下盡畜血則愈矣蓋血乃水類故其瘀畜必就下以結少腹也然外證未解者下之恐裏虛邪陷故尚未可攻必當先解其外邪外邪已解乃可攻之據原注及脈經千金翼攻之解外之藥屬桂枝湯案此條當移于後段瘀血中今在于此者疑編次之錯也

程氏曰此條不及小便者以有血自下三字也然小腹急結處包有小便自利句

方氏曰血下則熱隨血出而愈所謂血病見血自

愈也若其不愈而少腹急結者必以法攻而去之

桃核承氣湯方

桃人五十箇去皮尖　大黄四兩　桂枝二兩去皮

甘草二兩炙　芒消二兩

右五味以水七升煮取二升半去滓内芒消更上火微沸下火先食温服五合日三服當微利

玉函脈經作桃人承氣湯案桃核即是桃人猶杏子杏人也此於調胃承氣湯中加桃人桂枝二味以攻其畜血本草桃人主瘀血血閉桂枝辛熱利血而行滯此方後人用以治血溢血泄打撲傷損

及婦人産後諸疾經閉腹疼等諸並効

方後先食又見烏梅丸方後謂服藥先於飲食也案本草序例曰病在胸膈已上者先食後服藥病在心腹已下者先服藥而後食又王冰注素問服中論曰飯後藥先謂之後飯並此段之義也

松陵徐氏曰微利則僅通大便不必定下血也

劉茝庭曰愚謂此證血結而非氣滯是所以不用枳朴之破氣而有取于芒消甘草軟堅緩急也

傷寒八九日下之胸滿煩驚小便不利讝語一身盡重不可轉側者茈胡加龍骨牡蠣湯主之讝之廉切

此少陽誤下之壞證傷寒八九日蓋邪犯少陽之時若誤下之則邪熱客于胸中故胸滿而煩膽氣不寧故驚小便不利者氣化不行津液不輸也讝語者邪氣入裏胃熱神昏也一身盡重不可轉側者熱灼氣擁血液不快於流行也劉茝庭曰一身盡重與三陽合病身重難以轉側者其機稍同以茈胡加龍骨牡蠣湯主之大意在和解鎮固攻補兼施之法也案此證蓋其人素肝膽氣不平誤行攻下內動宿痰現症錯雜故藥亦攻補兼施以養正袪邪眞神化無方者也前輩或有以煩驚爲屬

心病者今竊所不取周氏謂煩驚雖係乎心未有不因於肝膽是矣

尤氏曰傷寒下後其邪有併歸一處者如結胸下利諸候是也有散漫一身者如此條所云諸候是也

柴胡加龍骨牡蠣湯方

柴胡四兩　龍骨　黄芩

生薑切　鉛丹　人參

桂枝去皮　茯苓各一兩半　半夏二合半洗

大黄二兩　牡蠣一兩半熬○熬牛刀翻說文熬乾煎也揚雄方言凡以火

而乾五穀之類自山而東齊楚以往謂之熬　大棗六枚擘

右十二味以水八升煮取四升內大黃切如碁子更煮一兩沸去滓溫服一升本云柴胡湯今加龍骨等

此小柴胡湯以除胸滿而煩加龍骨牡蠣鉛丹以鎮肝膽之怯加茯苓以行津液利小便加大黃以逐胃熱止譫語加桂枝以行陽氣而解身重且除去甘草者蓋與大柴胡湯同義於是表裏虛實泛應曲當而錯雜之邪庶幾盡解耳

方後大黃切如碁子又見梔子湯方後曰加

大黃如博碁子五六枚攷醫心方引經心方云胡粉十二碁法博碁其大小方寸是也然此言如者形容之辭蓋言切如博碁子樣其大小非必比博碁也切如碁子既與細剉不同況僅煮一二沸氣味輕清瀉降之性亦速而無礙於胃氣此以誤下後中焦既傷不敢峻攻也

錢氏曰大黃乃蕩滌之藥熱邪在胃讝語神昏非此不療但因下後之虛故切如碁子僅煮一二沸使性味不全則不成峻下矣

松陵徐氏曰案此方能治肝膽之驚痰以之治癇

癇必劇

以上十四章論大小茈胡湯證而傷寒二三日一章承前小建中湯條傷寒十三日章此證與前條相似仍供參對太陽病不解一章疑從段瘀血中之錯簡也

傷寒腹滿讝語寸口脈浮而緊此肝乘脾也名曰縱刺期門縱將糾翻

傷寒發熱嗇嗇惡寒大渴欲飲水其腹必滿自汗出小便利其病欲解此肝乘肺也名曰橫刺期門

以上二條不可解縱橫又見平脈法蓋古之病名

而今無所攷姑闕以俟後賢

舒氏曰腹滿譫語陽明裏證也脈浮而緊太陽表脈也此爲太陽陽明何以見其肝乘脾也竊疑有誤

金鑑曰此肝乘脾名曰縱刺期門此肝乘肺名曰橫刺期門并與上下文不屬似有遺誤

以上二章論縱橫而其義不可解

太陽病二日反燒瓦熨其背而大汗出火熱入胃胃中水竭燥煩必發譫語十餘日振而反汗出者此爲欲解也其汗從腰以下不得汗欲小便不得反嘔欲

失溲足下惡風大便鞕小便當數而反不數及不多大便已頭卓然而痛其人足心必熱穀氣下流故也

熨紆勿翻溲疎有翻數音溯卓竹角翻○舊本燒瓦作燥凡蓋燥燋字形相近凡乃瓦譌今據玉函脈經校改又火熱舊作大熱而反汗出四字作慄自下利四字其汗上有故字並訛今從玉函脈經及宋版注悉爲刪正

此舉火逆之輕證論之太陽病二日邪方在表反燒瓦熨其背以取汗蓋燒瓦熨背亦火劫汗法千金逐風毒石膏湯方後汗不出燒石熨令汗出即此類乃以大汗出津液徒亡邪未外解而火熱已入胃矣汗既外越火復內攻胃汁奪盡是爲胃中

水竭水竭則必躁煩躁煩則必譫語皆火熱入胃火無水制之故也當此時其人本氣强健過十餘日正氣漸復忽得振慄汗出者則邪正交爭也火邪勢微津液得復此爲欲解之象前大汗乃强奪之汗故邪不解此汗出即津回之汗故邪乍去下一反字而其義自明矣若雖乃曰振慄汗出而從腰以下不得有汗則是火劫之餘津液未能周布於一身故下氣不通而欲小便不得欲失溲熱氣上逆而反嘔也汪氏曰欲失溲者此是形容不得小便之狀足下惡風者氣不得通於下也津液

偏滲令大便鞕者小便當數經曰小便數者大便必鞕也此以火熱內燥津液不得下通故小便不數及不多也若火熱消津液和則結鞕之便得潤因自大便也便已頭卓然而痛者陰氣上達也足心必熱者陽氣下通也頭痛足熱並是胃氣流布之休徵故曰穀氣下流故也穀氣字又見陽明篇曰水不勝穀氣張錫駒曰穀氣胃氣也魏氏曰言卓然則痛在巔頂可知案穀氣下流照着腰以下不汗言足心熱句反應足下惡風句前訓上下氣成阻絕大便一通上氣從下降也下氣從上升矣

案此段仲景不處方，是皆出妄行火劫致變，難以拘定成規，學者當隨證詳審治之可也。

隱菴張氏曰：自此以下凡十一節，皆論火攻之悞。

周氏曰：學者細認此篇，見病勢治法，躍然目前，然此必強壯之人，故能經此種種危候，文中不言脈理，意可想悟，倘過素虛尺遲，安能保其生乎。

又曰：欲字反字最精，見前此邪盛之日，且不作小便想，邪實於內，并不作嘔態，至欲失溲三字，形容小便不得尤妙，觀穀氣下流一語，並知前日之惡風爲陽虛矣。

吳氏曰種種欲解之狀，尚類病狀，火邪之助逆，如此所以卒能自解者，止幸胃中津液仍多耳。郭氏曰若欲解諸證未生，時勢須先去火邪，宜救逆湯。

太陽病中風，以火刼發汗，邪風被火熱，血氣流溢，失其常度，兩陽相熏灼，其身發黃，陽盛則欲衄，陰虛小便難，陰陽俱虛竭，身體則枯燥，但頭汗出，劑頸而還，腹滿微喘，口乾咽爛，或不大便，久則讝語，甚者至噦，手足躁擾，捻衣摸牀，小便利者，其人可治。刼訖業翻溢夷質翻

灼之若翻噦巨列翻擾如招翻捻奴協翻摸音莫

此舉火攻之危證論之太陽中風當以桂枝湯發汗而反以火强奪取汗則邪風被火熱之氣漏其血氣流溢于外而失其常行之度矣兩陽謂風邪與火邪也風火熾盛兩陽相熏灼故其身發黃陽盛則迫血妄行於上而欲衄陰虚則津液俱不足于下而小便難陰陽俱虚專重陰字蓋謂陰液陽津俱虚也乃與下篇曰陰陽氣並竭無陽則陰獨同語例否則與上文曰陽盛乖諸解並謬夫風火相灼陰氣與津俱虚竭則不能充膚澤毛濡潤經脈故身體則枯燥但頭汗出劑是劑限之劑而還

猶謂以還言劑限頸以還而頭汗出也王氏脈經有齊腰而還之文亦是此義劑頸而還者火熱上攻而津液不能周遍也夫身體既枯燥安能有汗所以劑頭而還火邪煎迫併于胃呼吸不利故腹滿而喘胃熱鬱蒸故口乾咽爛或久不大便則實熱久留於胃煎熬熏灼致神昏而譫語也外臺秘要注譫語荒語也甚者至噦火熱入胃而胃氣敗逆也四肢爲諸陽之本陽實于四支故不能自主而手足躁擾捻衣摸牀也乃是一團邪火內熾眞陰立盡之象危險極矣然小便利者陰液未盡消

亡而三焦決瀆之官尚不失其職始得以施驅邪救陰之法故其人可治也

方氏曰强奪而取之之謂刼邪風被火熱承上起下之詞言太陽中風不當如此治故曰失其常度者著其變以致戒之意也欲解待解求解之詞

隱菴張氏曰通節皆危險之證重在小便利者其人可治所謂陰陽自和者勿治之得小便利必自愈也

傷寒脈浮醫以火迫刼之亡陽必驚狂臥起不安者桂枝去芍藥加蜀漆牡蠣龍骨救逆湯主之

此亦論明火逆之證治傷寒脈浮病在太陽之表醫不用麻桂之藥而以火劫取汗汗過亡陽津液大脫神失其養必驚狂而起臥不安也經曰太陽傷寒者加溫鍼必驚以桂枝去芍藥加蜀漆牡蠣龍骨湯急救其火劫亡陽之逆也

龐氏曰傷寒醫以火置臥床下或周身用火迫劫汗或熨或烘灸皆屬火邪也

錢氏曰火迫者或熏或熨或燒鍼皆是也劫者要挾逼脅之稱也

松陵徐氏曰亡陽必驚狂以火劫其胸中之陽也

桂枝去芍藥加蜀漆牡蠣龍骨救逆湯方

桂枝三兩去皮　甘草二兩炙　生薑三兩切

大棗十二枚擘　牡蠣五兩熬　蜀漆三兩洗去腥

龍骨四兩　○腥音星

右七味以水一斗二升先煮蜀漆減二升內諸藥煮取三升去滓溫服一升本云桂枝湯今去芍藥加蜀漆牡蠣龍骨

此於桂枝湯去芍藥加龍骨牡蠣蜀漆三味可以救火邪之錯逆故名曰救逆劉茝庭曰桂之爲品雖辛不燥雖溫不僭是以能使火邪之內犯者誘

之外越是也或以為解表似非經旨去芍藥者以其苦泄也加龍骨牡蠣者鎮陽神之怯也甘草苦緩助中焦水穀之精以生此神蜀漆乃常山苗味苦寒以清火熱殆為火邪專對藥正如茵蔯之於黄黄耆之於濕耳此火邪亡陽與少陰亡陽治法迥異矣

劉廉夫曰傷風誤灸煩熱及湯潑火燒救逆湯甚驗

傷寒其脈不弦緊而弱弱者必渴被火必譫語弱者發熱脈浮解之當汗出愈舊本傷寒上有形作二字今照可發汗篇及玉函脈

依千金翼刪正

此傷寒素虛誤被火之證言傷寒其脈當弦緊而今反弱脈弱爲陰不足而邪氣乘之生熱損津則必發渴若更誤被火則津液益爍火熱入胃胃熱神昏而語言不倫遂成至劇難治之病矣若前所謂其脈不弦緊而弱者變爲發熱脈浮則氣機外達邪欲還表故宜用解散之法當汗出而愈矣若脈不浮則邪熱內擾津液大虛將救陰之不暇而可更取其汗耶案本條當以弱者發熱脈浮爲句解之當汗出愈爲句諸家拘執形作二字爲解殊

鬱葛藤。

方氏曰解之言脈既屬浮則當以汗解之訣人川

治之大意也

太陽病以火熏之不得汗其人必躁到經不解必清

血名爲火邪　清圊

此火邪迫血而下行爲使血之證熏亦劫汗法脈

經引四時經曰重客在裏愼不可熏汗熏謂燒針

及以湯火之輩熏發其汗言太陽病不用汗解以

火熏逼而終不得汗則陽邪被火熱鬱愈甚方氏

曰躁手足疾動也到經言過太陽而到他經之時

病猶不解霍亂篇曰到後經中頗能食亦武是義諸家到經解並鑿其人必煩燥不寧到後經之期而遷延不解則熱氣迫血滲入腸胃中下行而圊血也清厠也清血謂使血也兒名爲火邪四字示人以不治血而治火邪則血證自愈之訣乃亦救逆湯輩所主也

脈浮熱甚而反灸之此爲實實以虛治因火而動必咽燥吐血

此火邪迫血上行爲吐血之證脈浮熱甚乃邪氣盛於表此爲表實也固無灸之之理而反灸之由

其人虛實不辨故也夫灸法雖有補寫之分表實有熱尤所宜禁今者誤認虛寒而用灸法治之熱無從泄因火而動其勢炎炎致咽燥而吐血必矣

金鑑曰恭上條火傷陰分迫血下行故令圊血此條火傷陽分迫血上行故吐血也

汪氏曰此條仲景無治法補亡論常器之曰可依前救逆湯

微數之脈愼不可灸因火爲邪則爲煩逆追虛逐實血散脈中火氣雖微內攻有力焦骨傷筋血難復也

此火邪內攻血散脈中之證脈見微數爲血少陰

虚慎不可灸因火為邪則心胸為之煩悶而氣上逆矣蓋陰素虚矣而更加火則是為追虚而愈虚之也熱本實矣而更加火則是為逐實而益實之也逐亦追也倉公傳曰法不當砭灸砭灸至氣逐是也諸注未瑩血散脈中營血之行脈中者為火邪鼓蕩而流散不守也艾火雖微内攻有力矣無血可逼焦燎乃作筋骨夫血者所以濡養筋骨者也血散脈中則筋骨無以濡養焦傷立致血一散失難以恢復火攻之悞如此可不慎歟案此條無方黄氏所謂宜助陰生血徹火熱灸甘草湯庶乎

得其可矣

常氏曰可依前救逆湯

喻氏曰凡病皆然不獨傷寒宜戒也針灸家亦識此義否

程氏曰同一火逆或圊血或吐血或血散脈中火勢無處不到視其人之虛與實處而追之逐之總是陰絡受煎熬也

脉浮宜以汗解用火灸之邪無從出因火而盛病從腰以下必重而痺名火逆也欲自解者必當先煩煩乃有汗而解何以知之脉浮故知汗出解

此復承前論火攻之逆言脈浮表邪宜以汗解誤用火灸傷其血液令表邪不能出反因火勢而加盛火性炎上陽氣俱從火而上騰不復下行故病從腰以下必重而痺也鄭康成注易緯通卦驗曰痺者氣不達爲病是也名曰火逆則欲治其痺者宜先治其火矣案欲自解者以下與上文不屬疑爲前段傷寒其脈不弦緊云云章注脚前曰發熱此曰煩互文也隱菴張氏注引燕氏以爲此節由明前節脈浮解之當汗出而愈之義其說近是

郭氏曰宜少與救逆湯

柯氏曰以上三條皆論炙之而生變也當知炙法爲虛證設不爲風寒設故叮嚀如此

中西子文曰麻黃湯曰服藥已微除其人發煩目瞑劇者必衄衄乃解小青龍湯曰服湯已渴者此寒去欲解也小柴胡湯曰必蒸蒸而振却發熱汗出而解柴胡桂枝乾薑湯曰初服微煩復服汗出便愈四逆湯曰必鬱冒汗出而解是皆煩而解者也桂枝湯曰初服桂枝湯反煩不解又曰發汗解半日許復煩脈浮數者可更發汗白虎加人參湯曰服桂枝湯大汗出後大煩渴不解脈洪大大承

氣湯曰大下後六七日不大便煩不解腹痛者此有燥屎也是皆煩而不解者也是等不可不辨

燒針令其汗針處被寒核起而赤者必發奔豚氣從少腹上衝心者灸其核上各一壯與桂枝加桂湯校下

華翻○舊本桂枝加桂湯下有更加桂二兩也六字按此條已載本方而注明各藥分兩則方名下不可宜有此六字今據可發汗篇及玉函脈經千金翼刪正

此申明火逆奔豚之證治燒針即溫針也亦劫汗法蓋風寒在表醫不用麻桂發汗而誤以燒針取汗針處孔穴不閉已外被寒襲火鬱脈中血不流行故針處紅腫而狀如結核也夫溫針取汗其法

亦為迅烈矣故不但寒氣外束而發核赤火邪直鬱於裏而陽氣不舒必發奔豚也夫針處被寒發為赤核是將作奔豚之兆也氣從少腹上衝心乃奔豚已發之象也脈經曰奔豚發於小腹上至心下如豚奔走之狀灸其核上者即所以散外寒也與桂枝加桂湯者即所以洩鬱陽也灸曰各一壯則知針不止一處案諸家以奔豚屬腎邪遂有邪犯太陽本府引動腎寒之說抑不知與經旨相矛盾也千金方凡言壯數者若丁壯病根深篤可倍於方數老少羸弱可減半夢溪筆談醫用艾一灼謂之一壯以壯人為法也其言若干壯壯人當依此數老幼羸弱量力減之

劉茝庭丹灸艾大率在回陽補虛然針處核起之灸殆屬瀉者也孫眞人灸脚氣稱以洩風氣或是一轍虞恒德醫學正問之言宜併攷焉

桂枝加桂湯方

桂枝五兩去皮　芍藥三兩　生薑三兩切

甘草二兩炙　大棗十二枚擘

右五味以水七升煮取三升去滓溫服一升本云桂枝湯今加桂滿五兩所以加桂者以能泄奔豚氣也

此於桂枝湯中更加桂二兩散外寒而洩火邪蓋

桂枝能發越鬱陽故有泄奔豚氣之効兼灸其核上即輔治之法也

松陵徐氏曰桂枝原方加桂二兩即另立湯名治法迥異古聖立方之嚴如此

柯氏曰茯苓桂枝甘草大棗湯證已在裏而奔豚未發此症尚在表而發故治有不同

火逆下之因燒針煩燥者桂枝甘草龍骨牡蠣湯主之

此又申明火劫更誤下之證治火逆者謂火劫取汗而致逆也言燒針劫汗而復下之更誤然此煩

躁乃火逆亡陽神氣浮越所致即驚狂臥起不安之漸也經文曰因燒針煩躁則知非誤下亡陽也但火逆之邪輕因下而減比之救逆湯證病輕一等故與此湯以發散火邪鎮固陽神也案茯苓四逆湯乾薑附子湯並因汗下亡陽而致煩躁此乃因火邪所致故其治大有逕庭也

桂枝甘草龍骨牡蠣湯方

桂枝一兩去皮　甘草二兩炙　牡蠣二兩熬

龍骨二兩

右四味以水五升煮取二升半去滓溫服八合日

三服

此較救逆湯證候稍輕故藥味稍異而分兩亦減其不川蜀漆者以已經攻下也去棗者以證有煩躁恐泥于胸中也去薑者不欲走表也方中桂枝與前救逆湯同爲散火邪之用前注以爲解表謬矣

太陽傷寒者加溫針必驚也

前段歷言火攻之害此再舉燒針之誤以結上文之義溫針即燒針千金翼忌火篇引作火針可證

施氏曰溫者熱也溫針者即燔針焠刺之類也

聰集註引言太陽傷寒當以桂麻發汗爲正治若誤加溫針以刼取汗則火氣迫邪不得外泄而火邪反鬱於內是以正氣浮越陽神不寧而爲震驚揺動豈可不愼乎是章乃戒警之辭故不處方也

令韶張氏曰自此以上歷言火攻之害令人治陰虛弱症動輒便灸以致焦骨傷筋血散不復而死可勝悼哉陽氣陷下者則灸之是灸所以助陽非所以助陰也

以上十一章統論火逆之證治

太陽病當惡寒發熱今自汗出反不惡寒發熱關上

脈細數者以醫吐之過也一二日吐之者腹中飢口不能食三四日吐之者不喜糜粥欲食冷食朝食暮吐以醫吐之所致也此爲小逆糜忙皮翻粥之六翻

此論誤吐之虛證病在太陽自當發熱惡寒自當脈浮今自汗出而反不惡寒發熱又關上脈細數由脈與證不相符乃係前醫誤吐之過也因知汗本中焦水穀之液也今自汗則吐傷中氣而脾津外洩之故關上脾胃之部位也今脈細數則中焦陽虛而津液衰少之象夫病一二日邪氣尚淺吐之胃未大損所以腹中猶飢然胃氣已傷故口不

能食三四日邪熱漸深吐之胃氣大傷所以不喜糜粥胃液虛燥故欲食冷食朝食暮吐乃暮食朝吐之互辭蓋中焦陽虛水穀不化所以朝食暮吐也並是由粗工誤吐所致宜乎脈證之不爲印合也經文重言醫吐之深戒之詞也夫吐本涌實今者病在表固無吐之之理而誤治爲上項諸變證此豈爲小逆乎蓋古文簡潔故有此等句法諸解隨文順釋嚼然囓臘矣

隱菴張氏曰馬氏曰正虛邪陷胃氣孤危此尚得爲小逆乎此爲小逆詰詞也

錢氏曰此條當與下文誤汗變逆之病人脈數數爲熱之一節互看此以誤吐傷胃陽氣衰微陽虛脈數不能消穀而吐彼以誤汗陽虛胃冷客熱不能消穀而吐也

太陽病吐之但太陽病當惡寒今反不惡寒不欲近衣此爲吐之內煩也近巨靳翻

此章乃誤吐之實證所以與上文反覆申明也太陽病爲醫誤吐之矣但太陽病當惡寒而今反不惡寒則太陽症罷矣不欲近衣者乃是惡熱也此由吐之後津液亡胃中乾而內生煩熱也昔人云

竹葉石膏湯於益氣生津中清熱寧煩可也愚謂此證若不更衣不妨從胃實例微下矣

柯氏曰前條見其人之胃虛此條見其人之陽虛

病人脈數數為熱當消穀引食而反吐者此以發汗令陽氣微膈氣虛脈乃數也數為客熱不能消穀以胃中虛冷故吐也數色角翻

此承前節誤吐之義以論嘔吐之虛證病人脈數至反吐者乃揭病證此以發汗已下反覆上文而詳明其所以然之理言病人脈數數為熱脈當消穀引食汪氏曰引進也而今反致吐者何也蓋陽

受氣於胸中此以發汗過多胃中之陽氣已微膈間之宗氣大虛無根虛陽浮動而脈乃數也然則數爲客來之假熱非本來之真熱也所以不能消穀也尤氏曰浮熱不能消穀爲虛冷之氣逼而上浮如客之寄不久而散故曰客熱夫虛陽客於上不能下温胃中仍復虛冷非唯不能消穀抑且不能容納故吐也案胃虛氣逆之嘔與實熱之吐不同者因其數而投以清胃之劑則左矣

隱菴張氏曰愚案上兩節言醫吐之過此合下節言病人致其吐也

太陽病過經十餘日心下溫溫欲吐而胸中痛大便反溏腹微滿鬱鬱微煩先此時極吐下者與調胃承氣湯若不爾者不可與但欲嘔胸中痛微溏者此非柴胡湯證以嘔故知極吐下也溫愠同唐音唐○舊本極上有自字其義匪通今因發汗吐下後篇刪正又王引之經典釋詞云自詞之用也書康誥曰凡民自得罪某傳訓自為用召誥曰自服于土中鄭注亦曰自用也據此自字不刪亦通

此亦承前論嘔吐之實證言太陽病過經十餘日則表邪已去矣溫溫不舒暢貌也少陰篇心中溫溫千金引作愠愠金匱附方炙甘草湯溫溫液液神巧萬全方作蘊蘊此知溫愠蘊三字古音互通

不必拘訓義可也說見附錄是曾經吐下不解以極吐則虛其胸邪熱客於胸中故心下溫溫欲吐而胸中痛極下則虛其裏邪熱入於胃中故大便反溏腹微滿鬱鬱微煩反字對腹滿鬱煩看蓋腹滿微煩者不當大便溏此則雖大便溏殆延陵吳氏所謂熱結旁流也下一反字而其義自明矣詢知先時經極吐下則爲在表之邪熱悉陷入胸腹雖乃胃氣受傷而邪熱結實不因吐下而去也故所見諸證胃氣未和唯以既經吐下後不敢峻攻宜與調胃承氣湯以和其胃而已若不爾者謂未

曾經吐下而有斯證則病不在胃乃是嘔不止而
鬱鬱微煩者當屬之大柴胡矣又不當與是湯也
因更申釋之曰柴胡證心煩喜嘔與是證髣髴然
彼則往來寒熱胸脇苦滿病屬少陽此則心下溫
溫欲吐而胸中痛大便反溏腹微滿鬱鬱微煩經
極吐下後既轉屬陽明故知非柴胡證也程氏曰
只此一證而界在柴胡調胃間幾微疑似最難剖
析是也以嘔故知極吐下也一句繳結上文之詞
特言嘔而不樂便溏腹滿等證者蓋省文也前輩
或以爲有闕文豈其然乎且從來諸家釋此段紛

紜糊塗無一人能解得者焉

柯氏曰心煩喜嘔爲茈胡證然茈胡證或胸中煩而不痛或大便微結而不溏或腹中痛而不滿此則胸中痛大便溏腹微滿皆不是茈胡證但以欲嘔一證似茈胡當深究其欲嘔之故矣夫傷寒中風有茈胡證有半表證也故嘔而發熱者主之此病旣不關少陽寒熱往來脇下痞鞕之半表見太陽過經而來一切皆屬裏證必十日前吐下而誤之壞病也胸中痛者必極吐可知腹微滿便微溏必誤下可知是太陽轉屬陽明而不屬少陽矣今

胃氣雖復而餘邪未盡故與調胃和之不用枳朴者以胸中痛上焦傷即嘔多雖有陽明症不可攻之謂也若未經吐下是病氣分而不在胃則嘔不止而鬱鬱微煩者當屬之大茈胡矣

以上四章統論誤吐與嘔吐之義以示互有虛實邪正之分也

太陽病六七日表證仍在脉微而沉反不結胸其人發狂者以熱在下焦少腹當鞕滿小便自利者下血乃愈所以然者以太陽隨經瘀熱在裏故也抵當湯主之瘀音於抵都禮切

此章却承前段桃核承氣湯而復以下焦蓄血其較重者言太陽病六七日表證仍在蓋以發汗不微之故也失表證仍在法當脈浮而反沉者脈見沉胸宜結而反不結乃其人發狂而少腹鞕滿小便自利證脈相反極可疑因知是爲邪熱壅鬱血失常度熱與血相搏而瘀畜下焦之證其人發狂者以熱在下焦煎迫熏蒸而致知覺昏昧也少腹當鞕滿者下焦畜血之驗況小便自利是熱無傷於氣分而耑結于血分乃有少腹鞕滿之證亦非膀胱畜水可以徵也故曰下其血而愈矣更又申

之日所以然者以太陽隨經瘀熱在裏故也隨經者惟是邪熱自表行裏之辭非謂必隨其經入府也瘀字係淤从疒說文淤澱滓濁泥从水於聲

齊德之外科精義射膿弃主療當針開陳臭惡淤趙獻可醫貫桃核承氣湯作淤血症此亦以淤爲瘀也

是病勢日深盤固凝結殆在桃核力所不及自作此猛厲駃劑詎可能得抵當邪窟而驅逐之也哉按桃核承氣證畜結日淺而病熱頗劇然邪熱猶散漫不斂結故主以承氣亟逐利之本證畜結日深而病勢殊慢然邪熱凝固既極故主以此湯專攻潰之蓋病有緊慢攻有緩峻壁壘井然不令紊

也

劉蔭庭曰六七日表證仍在者蓋以發汗不徹之故耳表證仍在一句内蘊有其外不解者尚未可攻之義宜與桃核承氣條互看脈微而沉微所謂沉滯不起之狀非微弱之微楊士瀛曰挾血者脈來乍澀乍數閃灼明滅或沉細而隱伏是也

令韶張氏曰前章曰少腹急結此章曰少腹鞕滿急結者急欲出而不能有欲通之象故有不必攻而血亦能自下故曰下者愈不必攻也但少腹急結只宜桃核承氣足矣今鞕滿者全無下通之機

故不曰血自下而曰下血乃愈言必攻而始下也
非抵當不可此二證之分別如此
松陵徐氏曰桃核承氣乃治瘀血將結之時抵當
乃治瘀血已結之後也
山田宗俊曰桃核承氣治邪結下焦而血爲之不
行滯而爲瘀者抵當湯丸治素有瘀血而熱邪乘
之故陽明篇抵當湯條云本有久瘀血可以見焉
吳氏綬曰傷寒畜血最爲微妙多人不識而能識
者則叩手取効可爲妙

抵當湯方

水蛭熬○蛭音質黄氏曰凡方言熬者都用火乾 虻蟲各三十箇去翅足熬○虻武庚翻翅施智翻 桃人三十箇去皮尖 大黄三兩酒洗

右四味以水五升煮取三升去滓溫服一升不下更服

說文抵擠也从手氏聲擠排也此湯名曰抵當者蓋成氏所謂血畜于下非大毒駛劑則不能抵當其邪也金匱有抵當烏頭桂枝湯亦與此同義案水蛭治積血見劉向新序王充論衡等又淮南子說山訓曰蝱散積血茲取水陸之巧於吮血者攻之同氣相求耳更佐桃人以推陳致新大黄以蕩滌

邪熱激烈猛驁以驅逐下焦畜血殆所以稱之抵當歟喻氏曰邪結於胸則用陷胸以滌飲邪結少腹則用抵當以逐血予謂其人素胸中有淡飲邪熱挾飲結於胸中其人素下焦畜血邪熱挾血瘀於下焦所謂邪如水窪者受之也

尤氏曰此方視桃人承氣湯爲較峻矣蓄血自下者其血易動故宜緩劑以去未盡之邪瘀熱在裏者其血難動故須峻藥以破固結之勢也

舒氏曰汪訒菴曰水蛭虻蟲皆食血之蟲故用以治血也二藥人所罕用故製代抵當湯桃人生地

歸尾潤以通之肉桂熱以動之大黃苦消以推蕩之穿山甲引之以達瘀所也

太陽病身黃脈沉結少腹鞕小便不利者爲無血也小便自利其人如狂者血證諦也抵當湯主之諦音帝

此又承上文以小便之利與不利審有血無血也身黃遍身俱黃也沉爲在裏而主下焦結則脈動過而之統稱氣血凝滯不相接續也前云少腹鞕滿此云少腹鞕省文也身黃脈沉結少腹鞕三者皆下焦蓄血之證然尚與濕熱發黃證相近故當以小便辨之其少腹滿而小便不利者終是胃中

瘀熱鬱蒸之發黃屬茵蔯湯輩非血證發黃也故曰爲無血若小便自利而其人如狂則知熱邪與氣分無涉故氣化無乖（楊仁齋曰疸證之黃小便不利血證之黃小便自利耳）此乃爲畜血發黃不復納疑故曰血證諦也諦詳審也當與抵當湯以逐瘀攻堅也仲師恐人悞水爲血其丁寧致愼詳且悉矣學者洵能潛心體認病無遁形矣

柯氏曰如字助語辭若以如字實講與發狂分輕重則謬矣

成氏曰少腹滿者臍下滿是也胸中滿心下滿皆

氣爾卽無物也及腹滿者又有燥屎爲之者至於少腹滿者非止氣也必有物聚於此而爲之滿爾所謂物者溺與血爾邪氣聚於下焦則津液不得通血氣不得行或溺或血留滯於下是生脹滿而鞕痛也若但小腹鞕滿而痛小便利者則是畜血之證小便不利者則是溺澁之證滲之利之參酌隨宜可爲上工明理論

傷寒有熱少腹滿應小便不利今反利者爲有血也當下之不可餘藥宜抵當丸

此舉前條之較輕者以示其治方傷寒有熱乃表

證仍在之互辭亦承上條省文也小腹滿者比急結稍甚比鞕稍輕若小便不利者爲濕熱內畜今則小便反利是畜血不行之故也當下其畜血然無身黃屎黑又無喜忘發狂故不宜他峻之藥當與抵當丸以小逐利之餘藥猶言他藥也案下焦畜血日深根固非湯藥之所能治必於藥戀滯以緩攻之最其所宜矣故變湯爲丸如命置下瘀血湯之製殆亦此意也然至其證之劇者及小腹急結有欲自下之機非湯以蕩滌之則不能速奏其績故斯特用丸且曰不可餘藥而彼廼不然也

周氏曰不可餘藥謂桃人承氣則不足抵當湯復過之酌於二者之間而得其中矣

程氏曰三條辨證總不脫小便字是教人詳慎從其顯然者易察也

張氏兼善曰或云桃核承氣必抵當湯丸證俱係下焦畜血中間雖有輕重未審緣何而致此由此皆發汗未得其宜或當汗不汗或脈盛汗微或覆蓋不週而不汗其太陽之邪無從而出故隨經入府結于膀胱

劉茝庭曰按抵當湯條既有表證仍在語而失汗

蓄血脈經及陳延之小品地黃湯。千金既言之。然氏諸家亦屢有其説。且驗之病者。益知張氏之言不誣矣。

抵當丸方

水蛭二十箇熬　䖟蟲二十箇去翅足熬　桃人三十五箇去皮尖

大黃三兩

右四味擣分四丸。以水一升煮一丸。取七合服之。晬時當下血。若不下者更服。晬子對翻。○案金匱下瘀血湯用大黃桃人䗪蟲三味而方後云煉蜜和爲四丸。大陷胷丸亦用白蜜二合。攷千金及翼此方後疑脫蜜和二字。此乃抵當湯殊小其制而變湯爲丸者。又煮而連

滓服之殆與大陷胸丸及金匱下瘀血湯之類同其義

按陶氏曰晬時者周時也從今旦至明旦（本草序例）蓋丸緩故至晬時當下血也

尤氏曰案此條證治與前條大同而變湯爲丸未詳何謂嘗考其制抵當丸中水蛭蝱蟲減湯方三分之一而所服之數又居湯方十分之六是緩急之分不特在湯丸之故矣此其人必有不可不攻而又有不可峻攻之勢如身不發黃或脈不沉結之類仲景特未明言耳有志之士當不徒求之語

言文字中也

郭氏曰凡病各有輕重治病用藥亦有輕重且如瘀血一症用抵當湯依法如此不可易也若其血症輕或治之早者亦不須用只服犀角地黃湯血症稍重治之差遲者則用桃核承氣湯其重及治之遲者方用抵當湯丸抵當湯丸是十分之藥輕病不可用也用他藥倣此

太陽病小便利者以飲水多必心下悸小便少者必苦裏急也

此又承上文論蓄水證亦有小便利者不必瘀血

以結前節之意言太陽病飲水而渴多小便利者雖水不內蓄不及即行腹中水多氣不流通必令心下悸動也其不同於血證者如此若小便少者膀胱爲之塡滿而水不下輸故苦腹裏拘急其又不同於血證者如此誠恐後學認水爲血故復申明以別之

喻氏曰以飲水多三字貫下其旨躍然

錢塘張氏曰上節以小便利不利而驗其血之有無此又以小便之多少而驗其水之有無併以結前說之意以見不槩認爲血證其章法之精密如

証

以上四章并論下焦畜血證治末章則承上文釋小便利不啻瘀血也○案此篇首論傷寒一類之證治而其方則葛根湯及加半夏湯葛根芩連湯皆自葛根變者也麻黃湯大小青龍湯皆自麻黃變者也其次亦係發表餘義要以桂麻二方所主治更互論之而其次乃係太陽傳變諸候始以總綱後以細目所載方則桂枝加厚朴杏子湯桂枝新加湯桂枝甘草湯苓桂甘棗及朮甘湯麻杏甘石

湯乾薑附子湯芍藥甘草附子湯茯苓四逆湯厚朴生薑半甘人蔘湯總是汗吐下後變證錯綜論敘而其次第則係五苓一類曰五苓散曰茯苓甘草湯而後論及梔豉一類曰梔豉湯曰甘草生薑厚朴三湯又却自禁汗諸條而至病兼表裏之候尤後舉大小柴胡建中諸方乃是太陽傳少陽之治也更併火劫逆證而結以瘀血一類曰桃核承氣曰抵當湯丸其間有論有法有案有戒陰陽傳變之理合併諸病之蘊迂餘曲折神化無方而

條理秩然不紊學者苟能熟此篇而詳玩之可以應變無窮豈特治傷寒而已哉

傷寒論疏義卷第二終

傷寒論疏義卷第三

江都　喜多村直寬士栗　學

辨太陽病脈證并治下

問曰病有結胸有藏結其狀何如答曰按之痛寸脈浮關脈沈名曰結胸也何謂藏結答曰如結胸狀飲食如故時時下利寸脈浮關脈小細沈緊名曰藏結舌上白胎滑者難治

此設問答以辨結胸藏結之異夫飲邪相結盤踞胸膛名曰結胸陰寒凝結逆於心下名曰藏結二者大抵得之誤下後而其脈與證之狀則不同其

鞕滿而按之痛結胸證也寸脈浮關脈沉結胸脈也夫按之而痛與按之反快者自天淵惟寸浮關沉驗之病者必無此脈疑有差字或曰攷玉函千金及翼作關上自沉總病論曰其脈寸口浮關上尺中皆沉或沉緊名曰結胸此文金匱下利篇下利寸脈反浮數尺下自濇同文例蓋寸主胸關主胃今寸脈浮是所以驗其病位而關上自見沉結之狀是所以徵其結實乃飲邪相結胸中爲實之診也亦通如結胸狀飲食如故時時下利藏結證也寸脈浮關脈小細沉緊藏結脈也尤氏曰如結胸狀者謂如結胸之按而痛是也飲食如故其義難解

然有義文亦未可知時時下利者因胃中虛冷水穀不別也結胸屬熱實故脈沉藏結屬虛寒故脈更細小緊勢之令然也舌上白胎滑者難治蓋陰寒上結胸中無熱故舌見白胎滑不似結胸之黃燥也此章曰難治而下文乃言不可攻並見藏結之難治不可妄攻者字宜虛講非必言舌上白胎滑者而始難治也胎字聖惠方作苔（總病論神巧萬全方並同）因知胎本是苔字从肉者與胚胎之胎義自別矣（孝慈備覽舌者司脾胃傷寒傳胃則胃熱燒灼津液乾枯結于舌上爲胎如鍋心滾沸米飲煎乾結衣一層于鍋底即此意也）案經曰病脅下素有痞連在臍傍痛

引少腹入陰筋者此名藏結死當與此節參攷夫府屬陽藏屬陰此證名曰藏結惟是陰寒凝結之義耳若曰邪入深結於藏則乖矣

魏氏曰人知仲景辨結胸非藏結爲論不知仲景正謂藏結與痞有相類而與結胸實不同耳蓋結胸者陽邪也痞與藏結陰邪也痞則尚有陽浮於上藏結則上下俱無陽獨陰矣陰氣內滿內逆蕩諸之對也

藏結者無陽證不往來寒熱其人反靜舌上胎滑者不可攻也（藏結下者字據玉函千金翼訂補）

此承上文亦論藏結言結胸熱實尚有陽證見于外而藏結乃純陰凝固決無陽熱之證結胸或潮熱而藏結不往來寒熱結胸有煩躁而結藏其人反靜結胸舌上燥渴而結藏舌上滑潤病狀雖相似而證證相對寒熱虛實戛然不侔況經文明曰不可攻則其胸中結實非攻下所能任而澁經復陽之治療然言外矣然上文曰難治而此又引其端曰不可攻讀之洵知藏結之積漸凝固宗氣亦憊不任以下其證錯惡最難療者也案藏結脅下素有痞或嫌與柴胡證溷斯揭不往來寒熱一句

不特證有異于結胸潮熱抑斷其與柴胡證不同也

劉茝庭曰太陰病下之而胸下結鞕與此相近金匱曰病者萎黃燥而不渴胸中寒實而利不已者死亦類證已

病發於陽而反下之熱入因作結胸病發於陰而反下之因作痞也所以成結胸者以下之太早故也

此論痞結之原由太陽病其人實而有飲是爲發於陽其人虛而有飲是爲發於陰反下之者不當下而下也因者因誤下之虛也言病發於陽而反

早下之表熱乘虛陷入飲邪相結盤踞胸堂因而作結胸如大小陷胸湯丸證是也結胸者謂飲邪結聚於心胸也成氏曰結者如繫結之結不能分解者也病發於陰而反早下之亦表熱陷入飲邪相併逆於心下因而作痞鞕如甘草半夏生薑三瀉心湯證是也痞字係否从疒劉熙釋名云脴否也氣否結也說文注徐曰痞病結也所以成結滿者以下之太早故也喻氏曰二證皆繇下早皆是熱入其不言痞者省文以見意也案發於陽發於陰舊說以爲上篇發熱惡寒無熱惡寒之義果爾

在中陰證而反下之豈有不立斃者乎或謂中風傷寒之別然痞結二證風寒互有論中未嘗分屬也故亦未清晰因顧陰陽二字所該廣矣茲所謂陰陽均在太陽一證上區別是人虛實何如耳即與上篇云有熱無熱者別是一義如此看做便夜光尋寶妙理眼前嗚虖千古讀書家朦朦朧朧既既不能悟復不能疑又何怪焉

巢氏曰結胸者謂熱毒結聚於心胸也否則心下滿也按之自爽但氣否耳不可復下也又痞者塞也言府藏否塞不宣通也病源

秦氏曰病發於陽而反下之熱入因作結胸病發於陰而反下之因作痞滿此千古疑句也觀仲景以大小陷胸湯重方治結胸以諸瀉心湯輕方治痞滿則知發於陽發於陰乃言病之輕重舊注以發熱惡寒發於陽無熱惡寒發於陰不知無熱惡寒者陰症也反下之即死矣焉能成痞滿仲景豈用黃連瀉心寒藥治悞下後之陰症乎案此解未確然稍優舊注故揭于此

又曰此條申明表熱未解失汗悞下成結胸痞滿之由言病發於陽表熱之重者下早表熱內陷而

成結胸發於陰表熱之輕者若下早成痞滿必是以表熱之輕重而分陰陽也

以上三章辨結胸與藏結與痞之同異

結胸者項亦强如柔痙狀下之則和宜大陷胸丸舊本痙譌痓今因玉函脈經校改

此又與結胸之稍輕而勢連甚於上者以申明其證治也言結胸從心上至少腹鞕滿痛不可近則其勢連甚於下者治下宜急攻之以大陷胸湯今結胸從胸上滿鞕項强如柔痙狀則其勢連甚於上者治上宜緩攻之以大陷胸丸直攻胸邪煑服

倍蜜峻治緩行下而和之以其病勢緩急之形係殊湯丸之製亦異也汪氏曰下之則和者言邪實去胸中和而項自舒之意蓋和字對强字而言耳其言如柔痓狀者胸間邪結緊實項勢常昂而不能俯以其項强殊甚狀有似痓但非如剛痓之背反張故云柔痓狀也

柯氏曰此此是結胸症中或有此狀若謂結胸者必如是則不當有湯丸之制矣

大陷胸丸方

大黄半斤　葶藶子半升熬　芒消半斤

杏人（半升，去皮尖，熬黑。○陶氏曰：凡丸散用杏人、桃人諸有膏膩藥，皆先熬黃黑，別擣令如膏，指攕視泯泯爾，乃以向成散稍稍下臼中，合研擣令消散，仍復都以輕疎絹篩度之，須盡，又內臼中，依法擣數百杵也）

右四味，擣篩二味，內杏人、芒消，合研如脂，和散，取如彈丸一枚，別擣甘遂末一錢匕，白蜜二合，水二升，煮取一升，溫頓服之，一宿乃下，如不下更服，取下為效。禁如藥法。（篩音師，彈徒案翻）

此於大陷胸湯增入葶藶、杏人二味，更倍加白蜜者，葶藶逐飲，杏人下氣，變湯為丸，殆以蕩滌之體為和緩之用者。白蜜一合，即十棗湯之大棗十枚也案經文直不曰下之而曰下之則利者即緩下可知矣又所服不過一彈丸劑雖大而用實小也且曰一宿乃下豈如承氣陷胸之必一鼓而下耶陶氏曰丸云錢匕者以大錢上全抄之若云半錢則是一錢抄取一邊爾並用五銖錢也肘後百一方序錄喻氏曰胸邪緊逼以大陷胸湯下之恐過而不留即單以大陷胸丸下之又恐滯而不行故煮而連滓服之然後與邪相當而可施戰勝攻取之略觀方中用大黃芒消甘遂可謂峻矣乃更加之葶藶杏人以射肺邪而上行其急煮時又倍加白蜜以

悄戀而潤導之而下行其緩必識此意始得用法之妙

尤氏曰此乃峻藥緩用之法峻則能勝破堅蕩實之任緩則能盡際上迄下之邪

麗氏曰虛弱家不耐大陷胸湯即以大陷胸丸下之

結胸證其脈浮大者不可下下之則死

此以下二章並舉結胸之死證以示其識也結胸證大抵得之誤下後邪熱陷入所致本當下以開其結然脈浮大則其表邪尚多未全結也必待脈

沉緊始可下之若輒下之早重虛其裏一誤不措再誤雖欲不死其可得乎

柯氏曰此憑脈不憑證之法也

結胸證悉具煩躁者亦死

亦字承上煩躁便結胸中一證似不當死然脈沉緊心下痛按之不鞕及不大便舌上燥而渴日晡所潮熱如下文所云其證悉具而煩燥者爲津液已竭胃氣敗絕之徵故亦死蓋前證以表邪未盡早下之則死本證以從前失下不下之亦死悉具二字全爲一章眼目

令韶張氏曰煩燥未必就是死症惟結胸症悉具而又加煩躁必死全在悉具二字

喻氏曰煩躁爲津液已竭胃氣垂絕之徵醫人於兆寧莫投藥可免病家之咎

太陽病脈浮而動數浮則爲風數則爲熱頭痛發熱微盗汗出而反惡寒者表未解也醫反下之動數變遲膈内拒痛胃中空虛客氣動膈短氣躁煩心中懊憹陽氣内陷心下因鞕則爲結胸大陷胸湯主之若不結胸但頭汗出餘處無汗劑頸而還小便不利身必發黃拒其呂翻〇舊本數則爲熱下有動則爲痛數則爲虛八字案動則爲痛數則熱煩見平

脈法金鑑云數則爲虛句疑是衍文劉茝庭曰當併動則爲痛句從删動數之動宜從講今並從其說竊爲芟訂

此論大陷胸湯之總治當分作三截看太陽病至表未解也揭從前所見之脈證醫反下之至大陷胸湯主之言誤治之變與救變之治乃爲結胸正證若不結胸一段以其變之輕者而言之太陽病脈浮而動數浮則爲風寒在表之診數則爲邪熱正進之兆宜矣其頭痛發熱也盜汗謂病人雖寐而汗出即內經所謂寢汗也藏氣法時論然微盜汗出者似乎表解邪欲傳裏不當惡寒而今反惡寒者

爲表未解也當是柴胡桂枝湯證傷寒盜汗證屬少陽說見明理論若醫不辨表裏誤下之則動數之脈變爲遲乃是胃中空虛之故此時豈尚有浮脈其膈内拒痛者乃是客氣動膈之故此時尚詎有表熱膈心胸之間也拒格拒也拒痛者謂邪熱入膈膈氣與邪氣相格拒而爲痛也客氣外臺作客熱總病論作宿熱方氏因陽氣客氣之別名非是陽氣與客氣同乃陽熱之邪氣也詳見中篇短氣躁煩心中懊憹者膈中之飲爲邪所動氣乃不舒而神明不寧也由是陽邪内陷與飲相結心下

因鞕而結胸之病成矣大陷胸湯則治飲邪内結胸中之正藥也若其人不結胸濕熱相併上蒸于頭故但頭汗出津液不能旁達故餘處無汗劑頸而還水道不行則濕熱内鬱必外蒸于皮膚故小便不利身必發黃也治當利小便以瀉其濕熱若其方法則詳于後茲不贅也

喻氏曰動數變遲三十六字摸寫結胸之狀歷歷如繪非化工之筆安能照綴病情如此哉

常氏曰發黃者與茵陳蒿湯茵陳煎汁調五苓散亦可

隱庵張氏曰合下四節皆爲大陷胸湯之證

大陷胸湯方

大黄六兩去皮　芒消一升　甘遂一錢匕

右三味以水六升先煮大黄取二升去滓入芒消煮一兩沸内甘遂末温服一升得快利止後服

陷胸者謂能治邪熱陷入胸中而名之也成氏曰胸爲高邪陷下以平之故治結胸曰陷胸亦通此方大黄苦寒蕩滌芒消鹹寒輭堅甘遂乃通水之要藥三味相藉以能治水邪結于胸中方内大黄六兩較他方分量更重此其爲峻劑可知也

尤氏曰大承氣專主腸中燥糞大陷胸并主胸間水邪燥糞在腸必藉推逐之力故須枳朴水邪結胸必兼破飲之長故用甘遂且大承氣先煮枳朴而後內大黃大陷胸先煮大黃而後內諸藥夫治上者制宜緩治下者制宜急而大黃生則行速熟則行遲蓋即一物而其用又有不同如此

柯氏曰此方治水腫痢疾之初起者甚捷

徐氏曰結胸雖非若痞之挾飲宜蕩然太空之地單氣不能結亦必藉痰涎而邪聚至高故用藥必由胸脇以及腸胃蕩滌始無餘否則但下腸胃結

熱反遺胸上痰飲也

傷寒六七日結胸熱實脈沉而緊心下痛按之石鞕者大陷胸湯主之

此節論結胸亦有不因誤下而成者也言傷寒六七日結胸熱實者因其人胸中素有痰涎邪熱與此併而填實於胸内竟成結胸也脈沉而緊者爲飲邪搏結之診

程氏因此處之緊脈從痛得之不作寒斷心下痛按之石鞕者乃水邪填塞之明徵也故亦以大陷胸湯主之

張氏兼善曰下早結胸事之常熱實結胸事之變所入之因不同其證治則一理而已

中西子文曰熱實與寒實相對實非胃家實之實也

傷寒十餘日熱結在裏復往來寒熱者與大柴胡湯但結胸無大熱者此爲水結在胸脇也但頭微汗出者大陷胸湯主之

此亦承上申明結胸不因誤下者之證治言傷寒十餘日之久熱結在裏必是大便閉結舌胎乾燥渴欲飲冷也而復加以往來寒熱仍兼半表當用

大茈胡湯以兩解表裏於陷胸之義無取矣裏字對表之詞與直言胃者有別說見附錄汪氏曰裏者胃府以內也此說恐非是若但結胸表無大熱者此爲水邪結在胸脇其人頭微有汗乃邪偏於上而氣不下涌水氣上蒸使然也故與大陷胸以破飲而散結允爲的對也案大茈胡證亦有心下急痞鞕等與結胸爲疑故對待爲辨蓋往來寒熱與無大熱相對熱結在裏與水結在胸脇相對但頭汗出亦茈胡證所無且上文曰熱實此曰水結互意以相發明結胸之病源也或謂結胸之外更有水結胸一證謬

甚矣

錢氏曰若是水飲必不與熱邪并結則大陷胸方中何必有逐水利痰之甘遂乎可謂一言破惑

尤氏曰邪氣入裏必挾身中所有以為依附之地是以在腸胃則結于糟粕在胸膈則結於水飲各隨其所有而為病耳

太陽病重發汗而復下之不大便五六日舌上燥而渴日晡所小有潮熱從心下至少腹鞕滿而痛不可近者大陷胸湯主之晡博孤翻所許通

此結胸兼胃實之證太陽病重發汗而復下之內

外誤治兩亡其津液矣以致邪熱內結不大便五六日胃府已實可知舌上燥而渴胃津已竭可知日晡所小有潮熱胃熱薰蒸可知此皆陽明內實之證然從心下至少腹鞕滿而痛不可近則陽明必無此大痛由是辨其爲結胸兼胃實也此已屬下證但飲邪相結必用陷胸湯由胸脇以及胃腸蕩滌始無餘若但下腸胃結實反遺胸上痰飲則非法矣蓋本證必有膈內拒痛心中懊憹等不言者承上以省文也前注有改心下作心上者非是

案前云膈內拒痛心下因鞕次云心下石鞕其證

稱重此云從心下至少腹鞕滿不可近其證最重然其源則一故均用此方以驅除水熱也

尤氏曰不用大承氣而用大陷胸者亦以水食互結且雖至少腹而未離心下故也

隱菴張氏曰全在痛不可近四字以證太陽結胸

中西子文曰發汗曰重下之曰復見津液匱乏也

劉廉夫曰案舌上燥乾而渴與藏結之舌上滑白大分別處

小結胸病正在心下按之則痛脈浮滑者小陷胸湯主之

此章乃結胸之輕證夫結胸邪重結深膈內拒痛心中懊憹從心下至少腹鞕滿痛不可近脈亦沉實故宜大陷胸湯以攻其結瀉其邪也小結胸邪淺結輕正在心下不及膈上按之則痛不按不痛脈亦浮滑方氏曰浮則淺於沉滑則緩於緊迺名之曰小結胸病也故不須攻擊之鷙劑然遂是飲邪併結所以用小陷胸湯開其結滌其邪也

錢氏曰正在心下者言止在心下一處不若心下滿而鞕痛及按之石鞕結在胸脇之甚且大也按之則痛亦不似膈內拒痛及從心下至少腹硬滿

而痛不可近者不至於心下痛之不按自痛也

程氏曰痞證亦有心下鞕者但不痛耳

小陷胸湯方

黄連一兩　半夏洗半升　栝樓實大者一枚○王氏曰栝蔞實連殼判用

右三味以水六升先煮栝樓取三升去滓内諸藥煮取二升去滓分温三服

黄連滌熱半夏導飲栝樓潤燥三味相合以滌胸膈痰飲開胸膈邪結攻雖不峻亦能突圍而入故名小陷胸湯分温三服乃緩以治上之法也

尤氏曰黃連之下熱輕於大黃半夏之破飲緩於甘遂栝樓之潤利和於芒消而其蠲除胸中結邪之意則又無不同也故曰小陷胸湯

太陽病二三日不能臥但欲起心下必結脈微弱者此本有寒分也反下之若利止必作結胸未止者四日復下之此作協熱利也

此條辨表證誤下有結胸熱利之變也太陽病二三日表邪未解不能臥但欲起者以水飲內畜心下結滿臥則氣逆而愈甚故不能臥而但欲起猶支飲倚息之類矣其脈微弱者以中氣素衰寒飲

停留陽氣不暢故曰此本有寒分也寒分即寒飲也凡論中言寒者多是水飲小青龍湯條曰此寒去欲解少陰篇曰膈上有寒飲是也而謂之寒分者分字無太意義尤氏曰以病屬于寒故謂寒分猶金匱所謂血分氣分水分損分之分也治當解表中兼溫散寒飲若醫見心下結而誤下之利遂下止則陷入之邪不得乘勢下走與飲相搏邪從寒化而結於胸中必作結胸也乃亦寒實結胸之類證但以其人陽素虛故不宜利藥也四日承上文二三日而言不必拘若三日下之而利未止者

第四日復下之則已誤再誤中氣不守胃氣下陷裏寒挾表熱而下利故曰挾熱矣協熱玉函脈經作挾熱按協挾古字通用見方氏通雅錢氏曰桂枝人蔘湯證誤下而利下不止故因虛寒而成痞鞕此條協熱二字當與桂枝人蔘湯條不甚相遠也

太陽病下之其脈促不結胸者此爲欲解也脈浮者必結胸脈緊者必咽痛脈弦者必兩脇拘急脈細數者頭痛未止脈沉緊者必欲嘔脈沉滑者協熱利脈浮滑者必下血（數色角翻　協挾同）

此章據脈斷證詳其文義與辨平三篇相似疑爲贋手闕揷令不敢釋焉

舒氏曰張蓋仙曰下後脈促斷爲表未解此條何又云欲解且通篇單憑脈以决證尤爲紕繆夫一脈主證多端安知其不見他證乎若舍望聞問三法以論病茫無確據矣先聖斷不爲此

病在陽應以汗解之反以冷水潠之若灌之其熱被刼不得去彌更益煩肉上粟起意欲飲水反不渴者服文蛤散若不差者與五苓散潠噀同蘇困刼居怯翻

此論冷水潠灌之逆以併示其治法病在陽者謂

邪熱在表也潠與噀同含水噴也灌溉也汪氏曰灌則更甚於潠矣刼止刼也金匱百合病篇有百合洗方亦是潠灌一法言病在表法當以麻桂發其汗醫反以冷水潠之若灌之則水寒束其外表熱被止刼而不得發越水邪欝留於表而彌更益悶熱曰彌更益者甚之之詞粟起者毛竅堅起如聚粟之狀也水寒之氣客於表則汗孔閉故肉上粟起如粟也然此只鬱熱在皮膚肌肉之中而不在胃口故意欲得水而反不渴矣先與文蛤散以解煩導水若不差者水邪必內犯故與五苓散內以消之外以散之乃

表裏兩解之法也

ㄇ田宗俊曰服文蛤散不差與五苓散者猶與小建中湯不差與小柴胡湯與小柴胡湯不解與大柴胡湯例按文蛤證似渴而不飲五苓證渴而能飲文蛤證小便能利五苓證小便不利是其別也

文蛤散方

文蛤五兩○別錄云文蛤生東海表有文陶隱居曰文蛤小大而有紫班陳藏器曰按海蛤是海中爛殼久在泥沙風波淘灑自然圓淨有大有小以小者久遠爲佳文蛤是未爛時殼猶有文者此乃新舊爲名二物元同一類也並出證類本草

右一味爲散以沸湯和一方寸匕服湯用五合

此用文蛤一味者蓋取其能利水氣尤氏曰文蛤鹹寒而性燥能去表間水熱互結之氣蘇頌曰此方醫家多用殊效案此條柯氏以爲金匱文蛤湯錯文其說似甚有理今錄于左方

柯氏曰此等輕劑恐難散濕熱之重邪彌更益煩者金匱要略云渴欲得水而貪飲者文蛤湯主之兼治微風脈緊頭痛審症用方則移彼方而補入於此而可也其方麻黄湯去桂枝加文蛤石膏薑棗此亦大青龍之變局也

劉茝庭曰此條從柯氏作文蛤湯證方始對且金

置渴欲得水而貪飲諸豈發散所宜一味文蛤白似切當蓋其方互錯也

寒實結胸無熱證者與三物白散舊本三物下有小陷胸湯四字白散下有亦可服三字案玉函千金翼并作與三物小白散尤氏曰小陷胸湯及亦可服七字疑衍葢未有寒實而仍用黃連括蔞者金鑑云小陷胸湯四字必是傳寫之誤桔梗貝母巴豆三物其色皆白有三物白散之義溫而能攻與寒實之理相屬亦可服三字亦衍文也今從其說竊刪正焉案朝鮮國醫方類聚引本經云無抹子活人書南陽活人書得効方永類鈐方名三物白散又外臺引范汪療男子虛失精三物天雄散亦以三物名散乃知尤氏及金鑑說并有所據矣

此論寒實結胸證治夫結胸水邪相結槩皆熱實今乃胸中素有水氣寒涎邪氣內陷與此相搏自

從寒化而遂爲寒實結胸證無熱證者身無大熱口不燥渴之類是也惟以其人陽猶持故用三物白散峻利之也案陽受氣於胸中今水寒結實窒礙要害自非細故所以用此嶮駃之劑下寒而破結亦不得已之兵也

程氏知曰結胸有大小之別寒熱之異不得槩用消黃也

松陵徐氏曰結胸皆係熱陷之症云此寒實乃水氣寒冷所結之痰飲也

山田宗俊曰寒實對熱實而言所謂無熱證是也

非曰敢有與謚也

白散方

桔梗三分○陶氏曰古秤惟有銖兩而無分名今則以十黍爲一銖六銖爲一分四分成一兩攷玉函千金翼巴豆六銖桔梗貝母各十八銖而孫氏千金舉陶說以爲神農之舊秤則知六銖爲一分明矣　巴豆一分去皮心熬黑研如脂○陶氏曰巴豆打破剝其皮刮去心不爾令人心悶又熬黑研如脂紛正與杏人同義詳見大陷胸丸方

貝母三分

右三味爲散內巴豆更於臼中杵之以白飲和服強人半錢匕羸者減之病在膈上必吐在膈下必利不利進熱粥一杯利過不止進冷粥一杯杵昌與翻

羸力爲翻○舊本此方後有身熱皮粟不解欲引衣自覆若以水潠之洗之益令熱刼不得出當汗而不汗則煩假令汗出已腹中痛與芍藥三兩如上法四十八字是蓋前章文蛤散注脚錯簡在此然玉函外臺并無柯氏曰身熱皮粟一段使人難解今從刪愚亦從其說竊芟去之

是方治寒實結胸證極峻之藥也桔梗以開胸閉貝母以散胸中鬱結巴豆極辛極烈斬關奪門故能散寒實而破水飲蓋非熱不足以開其水寒非峻不足以破其實結耳

散者散其結塞比湯以蕩之更精也且白飲和服者并取其留戀于胸不使速下耳病在膈上必吐在膈下必利總搜逐胸邪悉盡無餘然惟知任毒

以攻邪不量强羸鮮能善其後也故强人半錢匕羸者減之孫氏曰錢匕者以大錢上全抄之若云半錢匕者則是一錢抄取一邊爾並用五銖錢也洪遵泉志前漢武帝紀曰元狩五年罷半兩錢行五銖錢舊譜曰此錢厚大者經一寸重五銖巴豆性大熱進熱粥者助其熱勢以行之也進冷粥者制其熱勢以止之也俱用粥者藉穀氣以保胃也案熱能助藥力冷能解藥力徐子才云巴豆毒者用冷水外臺引仲景治肺癰桔梗白散方後云若利不止者飲冷水一杯則定可以互證焉

以上十二章統論結胸證治而病在陽一節

疑為中篇五苓散證中錯簡

太陽與少陽併病頭項強痛或眩冒時如結胸心下痞鞕者當刺大椎第一間肺俞肝俞慎不可發汗發汗則讝語脈弦五六日讝語不止當刺期門俞腧輸同○舊本五六日作五日今因成本玉函訂補

此乃併病輔治之法以其證如結胸承上文結胸而連類及之矣頭痛項強者太陽也或眩冒時如結胸心下痞鞕者少陽也曰或曰如俱未定之詞方氏曰眩目無常主而旋轉也冒昏蒙不明也或與時互言也蓋本證必有發熱惡寒心煩喜嘔等

不言者冒首七字寓其義此當屬茈胡桂枝湯不俟言而知兼行刺法以泄盛邪乃其治法也大椎第一間即百勞穴一椎上陷中主瀉胸中諸熱氣肺俞在第三椎下兩傍各一寸五分肝俞在第九椎下兩傍各一寸五分并主瀉五藏之熱此雖有太陽證愼不可以麻黃青龍輩發其汗強發其汗則邪熱乘燥入胃而發讝語設脈實大則邪已犯陽明猶爲順可以下之今脈弦縱令五六日讝語不止亦未離少陽愼勿下之當更刺期門以瀉其邪也期門在第二肋端不容傍一寸五分上直兩

乳主傷寒胸中煩熱過經汗不出案經云太陽少陽併病心下鞕頸項强而眩者當刺大椎肺俞肝俞慎勿下之正與此條互發

楊氏士瀛曰期門即三焦之府取穴以病人中指中節爲寸令仰臥從臍心正中向上五寸以墨點定從墨點兩邊橫量各二寸半大約直兩乳是期門穴也

程氏曰此尚太陽有餘而少陽不足故頭項之强痛專主而眩冒與如結胸之痞鞕僅或而時焉似可發汗不知已有少陽輒不可發汗萬不宜從讝

譫語治胃邪在少陽只是昭料胃液為主此大法也

以上一章論太少併病輔治之法

婦人中風發熱惡寒經水適來得之七八日熱除而脈遲身涼胸脇下滿如結胸狀譫語者此為熱入血室也當刺期門隨其實而取之

此以下三節論婦人中風傷寒成熱入血室之證此章乃得病之際經水適來者也中風惟舉發熱惡寒而不曰他證者省文也謂之經水者李瀕湖曰經常也有常範也經水適來者以中風寒熱之時適遇衝任盈滿當瀉之候或熱邪煎逼胞脈已

開子宮之血方出而熱邪排闥直入致爲熱入血室也血室卽子宮也素問所謂女子胞是也又稱之子戶金匱大黃甘遂湯條云此爲水與血俱結在血室也亦言子宮也陳良甫曰巢氏病源并產寶方並謂之胞門子戶張仲景謂之血室、成氏曰血室卽衝脈衝卽血海誤且經水適來至七八日則表熱從血而下泄是以熱除而脈遲身凉然邪又乘血室之虛而內據之所以胸脇下滿如結胸狀致讝語也法當內服小茈胡湯以解其邪外刺期門以泄其實焉案得之二字據下條攷之蓋似指寒熱而言也不專屬經水又此證不擬方蓋不論適來適斷並以小茈胡湯爲之套劑昔人已有其說尤得經旨今且從之凡本經論鍼刺皆輔治之法未有勿藥而特用針刺者也或謂經水適來乃紅汗之類不藥而自愈豈其然耶

山田宗俊曰刺期門者以瀉胸脇下滿猶太陽頭痛項强刺風池風府及大椎肺俞之類注家以爲期門肝募肝主血則悖矣

常氏曰隨其實而瀉謂鍼家當行瀉法也

令韶張氏曰經曰婦人之生有餘于氣不足于血病雖與男子同而經水與男子異故此三節特提

婦人中風傷寒，又以其病在經脈，狀如結胸，故亦列在小結胸篇中也

程氏曰：至于婦人中風傷寒，治法稍同男子，而唯熱入血室一證，則必從少陽主治。

婦人中風七八日，續得寒熱，發作有時，經水適斷者，此為熱入血室，其血必結，故使如瘧狀，發作有時，小柴胡湯主之

此亦婦人熱入血室證，未得病前月事已來，而得病適斷者也。前條由中風在血來之前，血出而熱遂遺也。此條由中風在血來之後，熱與血相搏而

留于內故其血必結也劉茝庭曰經水適斷四字當在七八日之上倘七八日之後適斷者則其來必在得病之初是與適來何別唯文勢有體不要錯易愚謂本條七八日上省得之二字也蓋經斷七八日之久尚續寒熱不已發作有時即下文所謂如瘧也其血必結以下文此申明所以經斷寒熱之義周氏曰此經不應斷而斷明係與邪合歸血室則其血因熱而斷亦因熱而結寒熱與血結邪不得去遂合寒熱發作有如瘧狀小柴胡湯主之者上言刺法此揭治方以互相發明也

楊氏士瀛曰小茈胡非特為表裏和解設其於解血熱消惡血誠有功焉蓋傷寒發熱一二日間解撤不去其熱必至於傷血不問男女皆然小茈胡湯內有黃芩此胡最行血熱所以屢得奇効否則熱入血室張氏特以小茈胡主之何哉

方氏曰續謂續後得也適斷言值經水正來適然斷止也上言刺此此小茈胡皆互相發明也

婦人傷寒發熱經水適來晝日明了暮則譫語如見鬼狀者此為熱入血室無犯胃氣及上焦必自愈舊本上焦作上二焦案二焦之二係剩文脈經注亦嘗疑之今竊刪正

此亦論經水適來證前云中風此云傷寒互文以見風寒俱有此證也上條云發熱惡寒此但云發熱不前以省文也且經水適來下蘊得之七八日字言婦人當傷寒發熱之候經水適來則血室空虛邪熱乘虛入於血室晝爲陽而主氣暮爲陰而主血晝日明了者無關于陽氣也暮則讝語如見鬼狀者有傷陰血也無與胃道禁止之辭也犯胃氣言下之犯上焦言吐之此病在血而不在氣在下而不在上也若誅伐無過變證隨出烏能自愈耶案此節亦不議方藥然汗吐二法皆非所宜小

柴胡湯刺期門則其治也蓋經文自愈二字爲無犯胃氣及上焦而發若言不治而自愈則與經旨相失遠矣

成氏曰無犯胃氣者謂恐以讝語爲陽明內實攻之犯其胃氣也明理論

黃氏曰此三節論婦人經前後感病之原産後與經後同

汪氏曰此言汗吐下三法皆不可用也必也與小柴胡湯以和解邪熱斯不調其經而經血調讝語等證可不治而愈

○以上三章論婦人熱入血室證治

傷寒六七日發熱微惡寒支節煩疼。微嘔心下支結外證未去者柴胡桂枝湯主之

此太陽少陽併病兼證而略者也支節玉函作肢節謂四肢之關節也支枝肢三字古通用煩疼猶言關疼不可發汗篇曰心中太煩骨節苦疼脈經有骨節甚煩文並此義也或以為熱疼非是傷寒六七日發熱惡寒支節煩疼太陽證也乃惡寒發熱而微支節煩疼而一身骨節不疼痛則太陽亦稍減矣支結支撑而結也朱氏曰心下妨悶者非

撑撐同

痞也濕之支結王冰曰支拄妨也說文拄支也巢源支飲候云支飲謂水飲停於胸膈之間支乘於心故云支飲並可徵爲嘔而心下支結少陽證也乃嘔逆而微心下支結而胸脇不苦滿則少陽亦尚淺矣若此者惟當以小柴胡湯和解少陽而加以桂枝湯發散太陽之輕重相均故治亦取雙解此不易之法也經文而云外證未解者指太陽爲外證蓋表證已去邪全入少陽則非桂枝之所宜也柯氏曰仲景書中最重柴桂二方故於六病外獨有桂枝證柴胡證之稱見二方之任重不拘於病也

松陵徐氏曰傷寒六七日發熱微惡寒支節疼煩以上太陽症微嘔心下支結以上少陽症外症未去者太陽症爲外症

程氏曰支結即下條之微結也微言其勢支言其狀

柴胡桂枝湯方

桂枝一兩半去皮○舊本脫兩數今因成本玉函補　黃芩一兩半

人參一兩半　甘草一兩　半夏二合半洗

芍藥一兩半　大棗六枚擘　生薑一兩半切

柴胡四兩

右九味以水七升煮取三升去滓溫服一升。本云。人蔘湯。作如桂枝法。加半夏柴胡黃芩。復如柴胡法。今用人蔘。作半劑。

此小柴胡與桂枝湯各取其半合爲一方乃太陽少陽併病之正方桂枝以散太陽未解之表柴胡以解少陽已併之邪斯與病相適矣名曰柴胡桂枝湯其以柴胡冠桂枝之上者非敢有深意只是隨宜搆文云爾

中西子文曰是合柴胡桂枝二湯而爲一方者然如其煎煮法則不依柴胡而一依桂枝殆亦不可

不察其旨焉

山田宗俊曰本云以下玉函成本並无是後人所攙可删此方合茈胡桂枝二湯者已非自人蘧湯變來也

傷寒五六日已發汗而復下之胸脇滿微結小便不利渴而不嘔但頭汗出往來寒熱心煩者此爲未解也茈胡桂枝乾薑湯主之

此亦論太少併病兼水飲者證治傷寒五六日已經汗下之後則邪當解今胸脇滿往來寒熱心煩者是邪猶在半表半裏之間也微結小便不利渴

而不嘔頭汗出者水氣留結之徵也或曰微結字不當於胸脇稱之蓋心下微結之省文也太通程氏曰微結較之痞滿實爲有形較之結胸遜其沉鞕微謂其勢亦是夫渴者以水飲停蓄津液不布也不嘔者以水在胸脇而不在胃也頭汗出者以水氣上蒸也此爲未解者太陽之表亦未盡解也故當與茈胡桂枝乾薑湯以雙解太少兩邪併溫散其水飲也前注以爲汗下後亡津液而内燥似未得其肯焉

錢氏曰發汗而復下之致胸脇滿而微結是必汗

不徹而表邪未盡因下早而外邪內陷也
令韶張氏曰本經用復字反字妄字各宜着眼
劉茝庭曰此條諸注爲津乏之解然今驗治飲甚效
因攷曰微結曰小便不利曰渴俱似水氣之徵不
嘔者以水在胸脇而不犯胃之故但頭汗出亦邪
氣上壅之候也

柴胡桂枝乾薑湯方

柴胡半斤 桂枝三兩去皮 乾薑二兩
栝樓根四兩 黄芩三兩 牡蠣三兩熬
甘草二兩炙

右七味以水一斗二升煮取六升去滓再煎取三升溫服一升日三服初服微煩復服汗出便愈

此太少兩邪未解故以柴胡桂枝合劑而主之即柴胡桂枝湯之變制也兼以水飲相結更加乾薑栝樓根牡蠣劉茝庭曰蓋乾薑溫散寒飲牡蠣栝樓根並逐水飲牡蠣澤瀉散亦有此二味其理一也金匱治小便不利栝樓瞿麥丸亦取于利水　案此方用乾薑者與小青龍同意蓋證冷熱並有故藥亦寒溫互錯也

張氏曰服藥後反加微煩者近世謂之藥煩以汗後津液受傷胃氣虛熱不能勝藥力也必須復服

藥勝病邪方得汗出而解

松陵徐氏曰邪氣已深一時不能即出如蒸蒸而振發熱汗出而解之類

傷寒五六日頭汗出微惡寒手足冷心下滿口不欲食大便鞕脈細者此爲陽微結必有表復有裏也脈沈亦在裏也汗出爲陽微假令純陰結不得復有外證悉入在裏此爲半在裏半在外也脈雖沈緊不得爲少陰病所以然者陰不得有汗今頭汗出故知非少陰也可與小柴胡湯設不了了者得屎而解屎式視翻

此又承前條論病有表裏證言傷寒五六日邪當

傳裏之候頭汗出微惡寒者表仍未解也手足冷心下滿口不欲食大便鞕脈細者邪結於裏也兩邪互拒乃陽氣微鬱滯而不暢所以手足冷脈細是爲有表復有裏也若此證見脈沈亦在裏也此句應下文脈雖沈緊句夫頭汗出者陽氣怫鬱不能外達故週身無汗而但頭汗出故曰是爲陽微結經文惟曰汗出而不曰頭汗曰陽微而不曰微結并省文也又疑本證心下滿大便鞕或爲邪全陷裏陽極似陰之證而又有不然者假令純陰結而在裏則不得復有頭汗惡寒之外證始令悉入

在裏之純陰結故此爲半在裏半在外也純眞也陰指裏而言純陰結者邪全結于裏也更曰前所謂肢冷脈沉殊似少陰而又不必然蓋脈雖沉緊不得爲少陰病所以然者何陰不得有汗而今頭汗出故決知非少陰也當與小柴胡湯以開達陽鬱則自愈是殆與四逆散同意若服湯已外證罷而不了了者必大便之鞕未除自宜利其大便使得屎而解也經文不處湯藥即小承氣調胃承氣輩皆所當酌用者耳

令韶張氏曰必有表復有裏必有頭汗惡寒手足

冷之表證復有心下滿口不欲食大便鞕之裏證也

郭氏曰實者大柴胡虛者蜜煎導之

程氏曰凡脈細脈沉脈緊皆陽熱鬱結之診無關少陰也可見陽氣一經鬱結不但陽證似陰并陽脈似陰矣此條之結兼從大便鞕上說

又曰驗其得解須是沉緊脈還於浮大汗出而手足溫

以上三章論太陽少陽併病

傷寒五六日嘔而發熱者柴胡湯證具而以他藥下

之茈胡證仍在者復與茈胡湯。此雖已下之不爲逆必蒸蒸而振却發熱汗出而解。若心下滿而鞕痛者此爲結胸也大陷胸湯主之。但滿而不痛者此爲痞茈胡不中與之宜半夏瀉心湯痞音否

此節分三截上截辨少陽誤下後共證仍在復與茈胡湯中節言下之而成結胸大陷胸湯下節論下後變爲痞證宜半夏瀉心湯夫嘔而發熱者小茈胡證也嘔多雖有陽明證不可攻之若有下證亦宜大茈胡而以他藥下之誤矣他藥即承氣之類非有別藥也因此證唯茈胡爲對證之藥彼不

嘗用者即指為他藥也他藥字又見禹餘糧丸條此雖經他藥下之幸無他變茈胡證依然仍在者不妨復與茈胡湯以和解之故曰此雖已下之不為逆也惟以下後正虛難於勝邪故必蒸蒸然振動戰慄却發熱汗出而解也太陽中篇曰凡茈胡湯病證而下之若茈胡證不罷者復與茈胡湯必蒸蒸而振却復發熱汗出而解與此節互發宜參照矣若下後心下滿而鞕痛者此以其人本實水邪相搏擬結胸中此為結胸故宜大陷胸湯若但滿而不痛則此以其人本虛飲邪相併而逆於心

下逐爲痞證不特陷胸不可用即茈胡亦不中與宜半夏瀉心湯瀉其熱以滌其飲也

泰氏曰此言結胸痞滿不獨太陽下早而成即少陽表證誤下亦成也

松陵徐氏曰不痛二字痞證尤的

周氏曰人之津液一經邪閉則肺氣自不宣通即聚而爲痰飲况復誤下則外邪內陷搏結心胸膠滯難開自然之勢也若但滿而不痛較生薑瀉心湯條無不和下利等證即力中去生薑而君半夏則有形之飲與無形之熱俱去而心膈之滿自消

矣

令韶張氏曰此復以小茈胡症大陷胸症以明痞症之不與二症同不特陷胸不可與即茈胡亦不中與而併以起下文諸瀉心湯之義也

半夏瀉心湯方

半夏半升洗　黃芩　乾薑

人參　甘草炙各一兩　黃連一兩

大棗十二枚擘

右七味以水一斗煮取六升去滓再煎取三升溫服一升日三服舊本三服下有須大陷胸湯用前第二法十字今據成本刪去

瀉心者瀉心下之邪也瀉心雖同而證中具嘔則功專滌飲故以半夏名湯耳此方薑夏滌飲以散痞氣芩連清肅以瀉痞熱下後胃氣必虛薑甘棗所以補其虛而爲之斡旋矣此其人胃氣本弱水液不行更經誤治胃冷熱搏而爲心下痞塞諸證冷熱不調虛實相半故藥亦寒熱互用補泄相因以調停之立方之精義殆入神矣後人移之治雜病痞鞕孫真人曰若寒加附子一枚并見運用之妙

尤氏曰按痞者滿而不實之謂夫客邪內陷即不

可從汗泄而滿而不實又不可從下奪故惟半夏乾薑之辛能散其結黃連黃芩之苦能泄其滿而其所以泄與散者雖藥之能而實胃氣之使也用蘐草棗者以下後中虛故以之益氣而助其藥之能也

吳氏曰去滓復煎者要使藥性合而爲一漫無異同併停胃中少頃隨胃氣以敷布而裏之未和者遂無不和甘草瀉心湯生薑瀉心湯三湯俱去滓復煎亦同此義皆取復煎以共行其事之義

秦氏曰細玩瀉心諸方示後人練方治病惟在分

兩土輕重加減

太陽少陽併病而反下之成結胸心下鞕下利不止水漿不下其人心煩漿音將

此言太少併病誤下以成結胸者經曰太陽少陽併病心下鞕頸項強而眩者愼勿下之此乃柴胡桂枝湯所主治而反誤下之以犯其禁則熱邪內陷與水飮相結以成結胸心下鞕又因誤下之虛中氣不守而下利不止胃土受傷則水漿不下矣其人心煩者津液已竭正氣散亂也此雖曰成結胸非陷胸之所能任或重用溫補庶可僥倖生於

萬一耳然已殆矣方氏曰心煩下疑有脱簡汪氏以爲大抵其候爲不治之證不亦宜耶喻氏曰其人心煩似不了之語然經謂結胸證具躁煩者死意此亦謂其人心煩者死乎

脈浮而緊而復下之緊反入裏則作痞按之自濡但氣痞耳歟濡音

此章論明氣痞證以分飲結之痞也復反也脈浮而緊爲風寒在表之診法當以汗解而醫反誤下之則緊反入裏者言前所見緊脈之邪熱因誤下之虛陷入於裏而作心下痞滿也錢氏曰此不過

當在按

因表邪未解誤下裏虛無形之邪氣陷入於裏而成痞耳周氏曰緊去單浮正照合緊反入裏句入裏爲痞故崇顯浮二說並是然但是熱結無水飲之相得所以不按之鞕痛而自軟故曰但氣痞耳濡與輭軟耎同古字通用案半夏甘草生薑三瀉心湯證并水熱相結故皆心下痞鞕而痛此證惟是熱結故心下自濡而不痛即常屬大黃黃連瀉心湯蓋經文自濡二字乃對痞鞕之辭前註謂此無形之氣不如結胸之有形迺以氣痞與結胸對看欠妥

方氏曰濡言不鞕不痛而柔軟也痞言氣隔不通而痞塞也

隱菴張氏曰自此以下皆論痞證

山田宗俊曰邪在表而反下之其人有留飲則成結胸無飲則作痞故云但氣痞耳若其濡云云俱是無水飲之辭也

太陽中風下利嘔逆表解者乃可攻之其人漐漐汗出發作有時頭痛心下痞鞕滿引脇下痛乾嘔短氣汗出不惡寒者此表解裏未和也十棗湯主之漐直立翻乾音干

此言水邪併結而其證最劇者太陽中風至乃可攻之先舉大綱以論水邪相結者表解而後可攻之意下文乃申明其義也言太陽中風而下則下利上則嘔逆此水氣淫溢爲患也若表既解不速攻之胃氣大虛後難爲力矣然太陽陽明合病必下利嘔逆况表證裏虛者亦間有之何以知其水氣爲患耶故更申明之曰其人漐漐汗出似乎表證然發作有時則邪已成實可知矣頭痛是表證然既不惡寒又不發熱則是水邪壅閼裏氣上冲使然非關表也乃心下痞鞕而滿脇下牽引而痛

乾嘔短氣汗出而不惡寒即是一團水邪蟠踞胸胃結連脇下且水勢瀰滿下溜而爲利飲邪壅盛上逆而爲嘔水伏于內而氣不宣通故短氣水走于外而毛竅不守故汗出斯水飲大肆浩浩莫禦凡非此利水之峻劑豈可直折其衝者乎汗出不惡寒句却應上文漐漐汗出句以再證其表已解而病實屬裏之義也案結胸證邪結于胸此即在心下及脇但其狀與結胸及瓜蔕散證相似而不同臨病之際宜存細體認焉

程氏曰顧下之一法多爲胃實而設今邪在胸脇

較之於胃高下不同況胃實者邪熱燥乾津液腸胃中責其無水今則邪液結聚腸脘間責其多水故蕩滌腸胃之藥俱無所取矣故取蠲飲逐水於胸脇之間以爲下法也

尤氏曰金匱云飲後水流在脇下欬吐引痛謂之懸飲又云病懸飲者十棗湯主之此心下痞鞕滿引脇下痛所以知其爲懸飲也

方氏曰此蓋邪熱伏飲摶滿胸脇與結胸雖涉近似與胃實則大不相同

建安許氏曰伏飲之證出於雜病此傷寒法中亦

有此證何耶其人本有痰疾因傷寒所發或傷水湯停結不散故成伏飲之證也

十棗湯方

芫花熬　甘遂　大戟

右三味等分。各別擣爲散。以水一升半。先煮大棗肥者十枚。取八合去滓內藥末。强人服一錢匕。羸人服半錢。溫服之。平旦服。若下少病不除者。明日更服加半錢。得快下利後。糜粥自養

此水邪充斥爲患。最猛不速。斷除之則中氣不支亡可立待矣而又非尋常滲泄之品所能治故選

此駃峻之劑以直折之甘遂芫花大戟皆辛苦氣寒利水之至銳者並舉而任之使溝渠徑隧無處不達一舉而水患可平矣大棗十枚乃與大陷胸丸之白蜜同意且補土氣以殺毒勢破結仍是和小不令其有傷於胃此仲景立方之盡善也

陶氏曰方家所云等分者非分兩之分謂諸藥斤兩多少皆同爾先視病之大小輕重所須乃以意裁之羸瘦劣也五常政大論能毒者以厚藥不能毒者以薄藥新校正云按甲乙經云胃厚色黑大骨肉肥者皆勝毒其瘦而薄胃者皆不勝毒案此亦是段強人羸人之義也存參

劉茝庭曰平旦服諸家無解蓋陰氣未動飲食未

進之時藥力易以潰結也本草經曰病在四肢血脈者宜空腹而在旦陶隱居曰毒利藥皆須空腹孫眞人曰凡服利藥欲得侵早並宜參商案釋名糜煮米使糜爛也粥濯於糜粥粥然也左傳昭七年注稠者曰糜淖者曰粥糜粥自養者養胃氣也恐此藥峻厲有傷脾胃故耳

隱菴張氏曰糜粥自養者養其胃氣焉觀此則凡攻痞鞕者雖有實證須顧其脾胃之土氣矣

錢氏曰參攷方書如控涎丹小胃丹舟車丸神祐丸等法雖後賢變通之法然皆本之於此

太陽病醫發汗遂發熱惡寒因復下之心下痞表裏俱虛陰陽氣並竭無陽則陰獨復加燒針因胸煩面色青黃膚瞤者難治今色微黃手足溫者易愈瞤儒潤翻

此節亦論心下痞因誤治陽虛者也言太陽病醫發汗而失其法遂發熱惡寒遂者繼事之辭以見寒熱尚不罷而表證未全解非汗後始有此證也又醫誤認為裏證因復下之則表邪內陷結於心下為痞此以誤汗虛其表誤下虛其裏內外亡陽故曰表裏俱虛陰陽氣並竭也陰陽二字蓋承上文表裏字來而經文耑重陽字猶言陽氣虛竭也

故曰無陽則陰獨是與太陽中篇曰陽盛則欲衄陰虛則小便難而其下文曰陰陽俱虛竭同文意諸註湖塗俱屬不通此證復誤加燒針則火邪內攻因致胸煩也此數經誤治現證錯糅變壞極矣臨證之際最爲難措手然不可不精察也若面色青黃膚肉瞤動者胃氣敗絕筋脈失養生機殆熄故云難治若面色微黃手足溫者胃中眞陽幸未澌滅溫經復陽之治庶乎可施焉故云易治然則仲景前之易治者非曰眞可治也蓋是就死證中示其有生機以誡主治者不可契然之辭後人凡

遇此等證不加詳審槩委之命乃言無治法豈古人丁寧深切之意也哉

隱庵張氏曰本經多有立論而無方者有借醫之汗下而爲說辭者多意在言外讀論者當活潑潑看去若拘着於眼便成糟粕如補立方劑何異懸瘤

心下痞按之濡其脈關上浮者大黃黃連瀉心湯主之濡軟

此却承前段脈浮而緊章以論氣痞證治心下痞按之濡乃前所謂按之自濡但氣痞耳是也關上

浮者即前所謂緊反入裏之義也關上即關脈也脈見關上者以痞在心下也以氣痞而濡所以浮也然痞之濡由熱聚也故用黃連清之於上聚雖氣也痞則固矣故用大黃瀉之於下是湯意在疎泄而不在攻下蓋其脈不沉緊而浮則是所結之熱亦淺未可峻利也

尤氏曰成氏所謂虛熱者對燥屎而言也非陰虛陽虛之謂蓋熱邪入裏與糟粕相結則爲實熱不與糟粕相結即爲虛熱本方以大黃黃連爲劑而不用枳朴芒硝者蓋以泄熱非以蕩實也

錢氏曰大承氣之治陽明謂以邪熱歸胃燥屎搏結無所復傳故以大黄芒硝枳實厚朴專治胃實大陷胸之治結胸亦以太陽表邪誤下陷入因熱邪水飲並結故攻熱實而兼導飲十棗湯之攻痞以表邪已解非熱邪入裏不過水飲停蓄於胸脇之間故不用大黄攻熱但以大戟芫花甘遂蠲飲泄水而已皆攻實之法也若夫大黄黄連瀉心湯者因傷寒鬱熱之邪誤下入裏而痞塞於心下雖按之濡而屬無形之氣痞然終是熱邪故用大黄之苦寒泄之攻胃分之熱邪黄連之苦寒開之以

除中焦之鬱熱而成傾痞之功在五等瀉心中獨爲攻熱之劑也

大黃黃連瀉心湯方

大黃二兩　黃連一兩　黃芩一兩〇舊本脫黃芩宋臣既疑其遺誤今據金匱及附子瀉心湯方攷之明係脫落因竊訂定

右三味以麻沸湯二升漬之須臾絞去滓分溫再服絞古巧翻

此治氣聚之痞而非飲結之痞故不用一味滌飲藥而專以苦寒疊用且沸湯漬之絞去滓服者僅得其無形之氣不重其有形之味雖云攻痞而其

用攻之妙不可思議後人用此方未能細玩得其法竟煎而服之大悖仲景之旨矣

方後麻沸湯以熱湯滾沸如麻子故名焉猶蟻鼻蠏眼之類也總病論云以蝦眼沸湯一升漬之

尤氏曰麻沸湯者煮水小沸如麻子即以煮藥不使盡藥力也

周氏曰以麻沸湯漬之復不久即去其氣味之出輕而且活以大力之體爲輕清之用非聖人其孰能之

松陵徐氏曰此又法之最奇者不取煎而取泡欲

其輕揚清淡以滌上焦之邪

心下痞而復惡寒汗出者附子瀉心湯主之

此前條之證而更兼表陽虛者言前段心下痞按之濡關脈浮者當與大黃黃連瀉心湯瀉心下之虛熱若其人復惡寒而汗出證兼陽虛不足又須加附子以復表陽之氣夫心下痞者含三黃則無瀉熱之法因邪熱非此不祛而惡寒汗出有陽虛欲亡之漸非附子則不固葢病表裏異情故治亦寒溫互用攻補並施使痞開而汗自收裏熱消而外寒去斯詎不神乎

程氏曰傷寒大下後復發汗心下痞惡寒者表未解也不可攻痞當先解表表解乃可攻痞解表宜桂枝湯攻痞宜大黄黄連瀉心湯與此條宜參看彼條何以主桂枝解表此條何以主附子回陽緣彼條發汗汗未出而原來之惡寒不罷故屬之表此條汗已出惡寒已罷而復惡寒汗出故屬之虚凡看論中文字須於異同處細細參攷互勘方得立法處方之意耳

附子瀉心湯方

大黄二兩　黄連一兩　黄芩一兩

附子二枚炮去皮破別煮取汁〇中西子文曰此煮附子不言水率疑是脫文

右四味切三味以麻沸湯二升漬之須臾絞去滓內附子汁分溫再服

此寒熱並用邪正兼治之法三黃以瀉心下之痞附子以扶真陽之氣而妙義尤在煎法附子別煮取汁蓋取各行其事之義也此雖曰瀉心而攻熱之中即具護陽之力故以附子名湯耳

尤氏曰此證邪熱有餘而正陽不足設治邪而遺正則惡寒益甚或補陽而遺熱則痞滿愈增此方寒熱補瀉並投互治誠不得已之苦心然使無法

以制之鮮不混而無功矣方以麻沸湯漬寒藥別煮附子取汁合和與服則寒熱異其氣生熟異其性藥雖同行而功則各奏乃先聖之妙用也

松陵徐氏曰此法更精附子用煎三味用泡扶陽欲其熱而性重開痞欲其生而性輕也

本以下之故心下痞與瀉心湯痞不解其人渴而口燥煩小便不利者五苓散主之一方云忍之一日乃愈

此亦論有蓄水成痞不宜瀉心湯者也言本因下後成痞今以諸瀉心湯審證與之而痞不解則又

嘗療其人口燥渴而心煩悶小便不利是爲水飲內畜津液不行故痞不解耳當與五苓散以外發內利則愈矣一方忍之一日乃愈者外水不入則停水得行而津液亦布即所以爲消痞之一治也

劉廉夫曰脈經無煩字煩當是一字句

傷寒汗出解之後胃中不和心下痞鞕乾噫食臭脇下有水氣腹中雷鳴下利者生薑瀉心湯主之噫烏介翻

此節論汗後心下痞鞕者兼治解謂大邪退散也

傷寒汗出解之後外邪已解矣外邪解而中胃不和方氏曰胃爲中土溫潤則和不和者汗後亡津

液邪乍退散正氣未全復而尚弱也心下痞鞕者汗後胃弱水液不行伏飲搏聚於心下也乾噫者說文噫飽食息也从口意聲鄭氏注禮記云乾空也蓋噫有吐酸苦水者今無之故曰乾噫食息噯食氣也乾噫食臭者金匱所謂中焦氣未和不能消穀故令人噫是也夫食臭者穀不消也水氣亦謂飲也脇下有水氣者水不化也水穀不消則糟粕未成而竟下干大腸故腹中必搏擊有聲下利而清濁不分也雷鳴者脾胃不和薄動之聲也論衡云人傷於寒寒氣入腹腹中素溫溫寒分爭激

氣雷鳴是也生薑瀉心湯主之者即所以宣發水氣燮和中土而消其痞鞕也案此段傷寒汗出解之後言表邪俱從汗出而悉解也胃中不和以下皆言裏證未除也蓋此不因誤下胃氣本虛者津液素匱復因發汗而外亡邪入而內結則心下亦遂痞鞕伏飲搏聚胃氣不足以開之也故方中用薑甘薑棗所以補胃即所以瀉痞也且篇中論結胸及痞之源云胃中空虛此云胃氣不和互意以見痞病所原未必不關于中胃也

方氏曰食臭噯氣也平人過飽傷食則噫食臭也

人初瘥脾胃尚弱化輸未強雖無過飽猶之過飽而然也

喻氏曰篇中論結胸及痞之原云胃中空虛此云胃中不和互意以其未經誤下而致空虛但言不和然不和已足成痞胃氣所關之鉅固若此哉

中西子文曰乾噫食臭所以胃中不和也腹中雷鳴所以脇下有水氣也

生薑瀉心湯方

生薑四兩切　甘草三兩炙　人蔘三兩

乾薑一兩　黃芩三兩　半夏半升洗

黃連一兩　大棗十二枚擘

右八味以水一斗煮取六升去滓再煎取三升溫服一升日三服舊本有附子瀉心湯本云加附子半夏瀉心湯甘草瀉心湯同體別名耳生薑瀉心湯本云理中人蔘黃芩湯去桂枝术加黃連并瀉肝法五十字今因成本玉函千金及翼刪訂

此即半夏瀉心湯中減乾薑二兩加生薑四兩重在散水氣之痞故以生薑名湯焉方中生薑半夏開痰飲以散脇下之水氣人蔘甘草大棗補胃土以復中州之虛乾薑所以溫中土之水寒芩連所以清心下之痞熱蓋謂胃中不和冷熱不調是痞

之所成故藥亦備乎補泄溫涼之治夫然後與病相適以無遁其情是豈後人立方之所能企及也哉政卿施氏用此方以治病後食復尤爲有理焉

錢氏曰生薑辛而能散溫而能走故以爲宣揚開發之主流通其鬱滯陰濁之氣鼓動其傳化轉運之機

松陵徐氏曰凡瀉心諸法皆已汗已下已吐之餘疾

程氏知曰法用再煮取其熟而和胃也

傷寒中風醫反下之其人下利日數十行穀不化腹

中雷鳴心下痞鞕而滿乾嘔心煩不得安醫見心下痞謂病不盡復下之其痞益甚此非結熱但以胃中虛客氣上逆故使鞕也甘草瀉心湯主之

此論誤下後心下痞鞕者證治傷寒中風者是互言以見二證之不可共下也若醫謬反下之則虛其腸胃下利日十數行水穀不化腹中雷鳴穀不化外臺作水穀不化此言胃弱不能轉運故水穀不得化留滯於腹中作響而雷鳴也金匱水氣篇云小便不利水穀不化面目浮腫亦是義也注家以完穀不化爲解卽謬矣心下痞鞕而滿乾嘔心

煩不得安是邪熱内陷伏飲相搏爲患也此條痞證鞕滿乃下後中氣受傷而作虛鞕虛滿醫人不識猶以爲熱邪未盡復誤下之氣愈傷則痞益甚此非實熱内結之比但以胃中虛内陷之客氣上逆客邪之虛熱與飲相併亦能使心下鞕也結熱二字葢對結胸及大黄黄連證而言若爲無邪熱則焉有心煩不得安之證又曷有方中用芩連苦寒之理耶甘草瀉心湯主之者即所以補其虛而瀉其痞也

方氏曰此非結熱至末乃原致痞之因以出其治

也

程氏曰胃中空虛照下利日數十行穀不化腹中雷鳴說客氣上逆照乾嘔心煩不得安說

柯氏曰上條是汗解後水氣下趣故不煩不滿此誤下後虛邪上逆故心煩而滿總是胃虛而稍有分别矣

甘草瀉心湯方

甘草炙四兩　黄芩三兩　乾薑三兩

半夏洗半升　大棗擘十二枚　黄連一兩

人蔘三兩○舊本脫人蔘宋臣既證之今因仓人蔘瀆補入前注或以本方不用人蔘爲說盖

不知其脱漏也

右七味以水一斗煮取六升去滓再煎取三升溫服一升日三服舊本作六味今增入人蔘故訂定

此於半夏瀉心湯中更加甘草一兩方議大抵與上方同意而重在胃中空虛故以甘草名湯要亦寒熱並用之劑也

松陵徐氏曰兩次誤下故用甘草以補胃而痞自除俗醫以甘草滿中爲痞嘔禁用之藥蓋不知虛實之義者也

劉茝庭曰案半夏生薑甘草瀉心三方其證有別

如半夏瀉心湯證是飲盛者也如生薑瀉心湯證是寒勝者也如甘草瀉心湯證是虛勝者也

傷寒服湯藥下利不止心下痞鞕服瀉心湯已復以他藥下之利不止醫以理中與之利益甚理中者理中焦此利在下焦赤石脂禹餘糧湯主之復不止者當利其小便

此章承上文論誤逆下利證有數等治各不同之義也湯藥蕩滌之藥也言傷寒服湯藥下利不止而心下痞鞕者下後胃弱冷熱不調飲邪相併以結於心下也此即屬三瀉心湯證當審證服之則

痞鞕消而下利亦止矣已愈也千金方已作者或解為服湯竟之義非是復反也他藥亦下藥也醫反以他藥下之又虛其裏利不止程氏曰云利不止痞鞕已消可知醫以理中與之其利益甚者理中本理中焦之藥故胃氣虛寒而下利者宜此湯而今是利乃屬下焦下藥太過則大腸受傷而洞泄不禁也當與赤石脂禹餘糧湯以收澁其滑脫若復利不止者泌別失職水穀不分又當利其小便使水道通而利自止矣常氏曰五苓散黄氏曰豬苓湯正要酌用案上文云其痞益甚此云利益

其互舉誤下之變以詳其治也

陳氏言曰凡治瀉須先理中焦如理中湯丸等是也次即分利水穀如五苓散等是也治中不效然後斷下即用禹餘糧赤石脂等是也

錢氏曰醫以理中與之一段蓋示人以病無一定之情治有變通之法當審察機宜隨時應變未可專守一法槩治諸症此謂之益甚者言藥不中病不能止而益甚非理中有所妨害而使之益甚也

金鑑曰復利不止者當審其小便之利與不利小便若利當佐用温補之藥以收全功小便不利是

水飲去路固澁日久所以復利不止則又當利其小便使水道通而利自止矣

劉茝庭曰此條設法禦病就變示例言誤下之後下利不止者有冷熱不調宜用瀉心者又有胃氣虛寒宜用理中者又有下焦滑脫宜用收濇者又有泌別不職宜用滲利者蓋有數等不可一槩也

赤石脂禹餘糧湯方

赤石脂一斤碎　太一禹餘糧一斤碎〇玉函成本作禹餘糧無太一二字案蘇頌曰本草有太一餘糧禹餘糧兩種治體猶同

右二味以水六升煮取二升去滓分溫三服本草圖經

別作分兩服似是

此經再誤下焦不約以爲洞利此二味皆土之精氣所結能實胃而濇腸故足以固脫收滑也

柯氏曰凡下焦虛脫者以二物爲末蔘湯調服最效

傷寒吐下後發汗虛煩脈甚微八九日心下痞鞕脇下痛氣上衝咽喉眩冒經脈動惕者久而爲痿惕他歷翻痿於危翻

此論明汗吐下後陽虛飲動經日失治者而因其證心下痞鞕故敢列于此也言傷寒吐下後發汗

是汗下顛倒內外俱虛虛煩者正氣散亡心不寧也脈甚微者津液疊傷陽內衰也劉茝庭曰蓋虛煩陽虛所致與建中之煩相近而與梔豉之虛煩不同八九日心下痞鞕脇下痛氣上衝咽喉眩冒者並水飲停蓄為逆乃桂苓朮甘湯證所謂心下逆滿氣上衝胸起則頭眩是也若遷延失治則津液不布無以濡養經脈故惕然瞤動久而成痿蓋經脈動即動經之義惕即振振搖之類並足以徵為陽虛淡飲矣案此條證經文不處方魏氏曰苓桂朮甘湯加附子倍桂枝王氏曰或用玄武湯理

固然焉

方氏曰此申上條而復言失於不治則致痿之意上條脈沉緊以未發汗言也此條脈甚微以已發汗言也

尤氏曰心下痞鞕脇下痛氣上衝咽喉眩冒者邪氣搏飲內聚而上逆也內聚者不能四布上逆者無以逮下夫經脈者資血液以為用者也汗吐下後血液所存幾何而復搏聚為飲不能布散諸經今經脈既失浸潤於前又不能長養于後必將筋膜乾急而攣或樞折脛縱而不任地如內經所云

脈痿筋痿之證也故曰久而成痿

傷寒發汗若吐若下解後心下痞鞕噫氣不除者旋復代赭湯主之噫烏介翻赭止野翻

此揭病後胃弱飲逆證治傷寒發汗吐下叅病久治多未必皆屬誤也此邪雖既去而正氣未復胃氣尚弱則濁氣留滯伏飲不無爲逆故不特心下痞鞕而且噫氣不除靈樞經云寒氣客於胃厥逆從下上散復出於胃故爲噫噫即噯氣也皆陰陽不和於中之故旋復代赭湯者所以補虛散痞鎮逆氣也

喻氏曰大意重在噫氣不除上

錢氏曰此條比前生薑瀉心湯同一傷寒汗出邪解之後而少胃中不和脇下水氣腹中雷鳴下利諸證爲較輕矣

山田宗俊曰噫氣不除者是雖服生薑瀉心湯噫氣不除也不除二字尤爲喫緊

旋復代赭湯方

旋復花三兩　人蔘二兩　生薑五兩切○舊本無切字今據成本　代赭一兩碎○舊本無碎字今因千金翼補　甘草三兩炙　半夏半升洗　大棗十二枚擘

右七味以水一斗煮取六升去滓再煎取三升温服一升日三服

此生薑瀉心湯去芩連乾薑加旋復代赭方也旋復能消痰結代赭以鎮其噫氣餘則胃補虛降逆之品與前瀉心法大約相近心下已無邪熱所以不用芩連也去滓再煎者亦與前瀉心湯同義後人借之以治反胃噎食靡不神效

柯氏曰旋覆半夏作湯調代赭末治頑痰結於胸膈或涎沫上涌者最佳挾虛者加人蔘甚效

下後不可更行桂枝湯若汗出而喘無大熱者可與

麻黄杏子甘草石膏湯

此下後飲熱迫肺之證。太陽中篇曰：發汗後，不可更行桂枝湯。汗出而喘，無大熱者，可與麻黄杏人甘草石膏湯。汗與下雖殊，其所見之證則一，故均用此湯治之。案此條當移於中篇麻杏甘石湯條後。今在于此者，蓋錯簡也。

程氏曰：下在用桂枝後，是從更字上看出。

太陽病，外證未除，而數下之，遂協熱而利，利下不止，心下痞鞕，表裏不解者，桂枝人葠湯主之。協挾同，聖惠方作夾。

熱

此論誤下中虛挾熱下利證治言太陽病外證未除而數下之則下太早且多也遂協熱而利者表熱不去而裏虛作利以其裏虛挾表熱故曰協熱也利下不止心下痞鞕者裏氣虛而上逆心下也此外證未除而又下利痞鞕故曰表裏不解用桂枝人蔘湯者治取雙救也

錢氏曰外證未解一誤下已足致變況數下之乎表不解者以外證未除而言也裏不解者以協熱下利心下痞鞕而言也

程氏知曰表證誤下下利不止喘而汗出者治以

葛根芩連心下痞鞕者治以桂枝蓡朮一救其表邪入裏之實熱一救其表邪入裏之虛寒皆表裏兩解法也

劉茝庭曰此數下胃虛邪氣內陷協熱下利故治取雙救恭殆欲屬陰者矣案脈沉滑者協熱利及陽明篇協熱便膿血並似言裏熱與此條異義傷寒例內虛熱入協熱遂利亦然

桂枝人蓡湯方

桂枝四兩去皮○傳本作別切今從成本　甘草四兩炙

朮三兩○舊本作白朮今刪訂說見前　人蓡三兩

乾薑三兩

右五味以水九升先煮四味取五升內桂更煮取三升去滓溫服一升日再夜一服

此方即理中湯加桂枝而易其名乃治挾熱下利表裏兩解之法表不解宜桂枝裏不解宜餘四味此條證雖云表裏不解而表輕裏重殆將屬陰故解表之藥僅用一味且本證心下痞鞕則數下之後虛邪上逆也故與理中以補其裏使正氣自旺而痞鞕消下利亦止

方後先煎四物後內桂枝使和中之力饒而解肌

之氣銳可以雙解表裏
舒氏曰汪訒庵曰此方用理中加桂枝不名理中而名桂枝者重太陽之意也
劉廉夫曰此用理中治心下痞鞕與金匱治胸痹心中痞人薓湯略同
松陵徐氏曰桂獨後煮欲其於治裏症藥中越出於表以散其邪也
傷寒大下後復發汗心下痞惡寒者表未解也不可攻痞當先解表表解乃可攻痞解表宜桂枝湯攻痞宜大黃黃連瀉心湯

前段論表裏雙救之治此章乃先表後裏之法互舉以相發明也傷寒大下後復發汗是汗下倒施之餘心下痞而惡寒雖已有裏證表邪仍未解也但以其表未解則宜解表以其裏有痞則宜攻痞二者不可並施則先後之間必有定法故不可更攻其痞當先解其表表解已乃可以攻其熱邪凝聚之痞方為合法耳解表宜桂枝湯攻痞宜大黃黃連瀉心湯二宜字並酌量之辭乃是就證示例臨病制變也案附子瀉心湯亦痞證而惡寒然彼表已解屬陽虛此則為表未解故治法不同臨證

之際脈之浮沉證之虛實所宜精認焉又此證與表熱裏寒桂枝四逆急救法不同劉茝庭說篤矣今列于左

麗氏曰前加附子是汗出多而惡寒表汗解而裏結未除故也此症是發後無汗惡寒故先須解表也

劉茝庭曰案表裏兼證之治表熱裏寒則先裏而後表何也先實裏者恐脫候倏至邪亦從附也裏既實而從事于表亦不為遲設先救表則虛耗之陽隨汗益奪豈望邪氣外散耶表熱裏實則先表

而後裏何也先攻表者恐表邪併入裏熱雜黽也表既解而從事于裏亦不為遲設先攻裏則胃空邪乘遂為壞病豈望邪氣內解耶此仲景之明律也

傷寒發熱汗出不解心下痞鞕嘔吐而下利者大柴胡湯主之舊本心下作心中蓋因下文胸中痞鞕而譌今從玉函訂正總病論亦作心下

此不由誤下而自表傳裏之證因其下利痞鞕故列于此也言傷寒發熱法當汗出解乃汗之而不解蓋非汗之不徹即邪氣深重也遂至傳入於裏而心下痞鞕邪熱傳裏裏氣隨擾為上涌下泄勢

所必致然其未盡入裏之邪猶在半表故與大茈胡湯以雙解之庶幾外邪可解裏邪得泄而奏半否後喜之績也案此段下利乃熱利延陵吳氏所謂熱結旁流者吾知其脈必沉實有力其腹必滿硬爲痛加之舌上黃黑燥胎其爲下證無疑矣凡古經簡奥此等舉隅之論故不易曉前注或改下利作不利徒紙上議兵耳

麗氏曰汗出嘔吐下利是胃中津液燥裏有結實非胃虛也故以大茈胡湯下之

程氏曰此證不用瀉心用大茈胡者區別在發熱

字上

金鑑曰桂枝人蔘湯證則脈微弱此則脈必有力也

中西子文曰此條對十棗湯標曰太陽中風彼曰下利嘔逆表解者乃可攻之則知此以表不解者論之也

病如桂枝證頭不痛項不強寸脈微浮胸中痞鞕氣上衝喉咽不得息者此爲胸有寒也當吐之宜瓜蔕散

此邪氣激動淡飲之證言病如桂枝證爲發熱汗

出惡風也頭不痛項不強則與桂枝證異以明非中風也寸脈微浮又與桂枝證脈浮不同夫寸以候胸中今寸脈微浮知病在上焦也脈經云寸口脈緊或浮膈上有寒肺下有水氣胸中痞鞕痰涎寒膈乃病人自覺之情也氣衝咽喉不得息者痰涎上涌呼吸不能布氣胸有所阻礙故也此爲胸有寒也寒卽痰飲也方氏曰寒以痰言喩氏亦曰寒者痰也凡經文言寒者皆指寒飲而言可吐等載此條注云此以內有久痰宜吐之巢源時氣病候云得病或五六日已上毒氣在上焦者其人有痰實故也所以復宜吐之也以可互證矣蓋

痞鞕一證因吐下者爲虛不因吐下者爲實此不因誤吐誤下而成故病勢甚于上頑涎與邪氣相實以塡塞心胸固非汗下之所能治不得不因而越之乃此方之所以設也案吐之一法與汗下鼎峙在治術最爲喫緊蓋病之在表者可汗而發在裏者可下而洩今乃邪阻塞上焦諒非汗下之法所能治故因而涌越之若詳證施法可奏効於逡巡咄嗟矣世或以吐爲古法不可用亦過情之論也然吐本非六病正對之治況宜吐證本纔僅三條而列醫吐之過者却數條因知吐不敢輕用且

其證極少因非汗下之比也華元化曰傷寒病至四日在胸宜吐之巢元方曰傷寒病三日以上氣浮在上部胸心填寒滿悶當吐之則愈恐非實驗之言殆是依樣畫葫蘆耳

程氏曰邪氣蘊蓄於膈間此爲胸有寒也痞鞕一證因吐下者爲虛不因吐下者爲實實邪填塞心胸中下二焦爲之阻絶自不得不從上焦爲出路所謂在上者因而越之是也

尤氏曰此痰飲類傷寒證寒爲寒飲非寒邪也活人云痰飲之爲病能令人憎寒發熱狀類傷寒但

頭不痛項不强爲異正此之謂也

今韶張氏曰曰病如者無外感之邪也

瓜蔕散方

瓜蔕一分熬黃○外臺天行病救急瓜蔕散方瓜蔕按量一合熬令似黃勿令焦小字說具于白散條下　赤小豆一分○玉函作各六銖外臺云小豆一合小弱量

右二味各別擣篩爲散已合治之取一錢匕以香豉一合用熱湯七合煮作稀糜去滓取汁和散溫頓服之不吐者少少加得快吐乃止諸亡血虛家不可與瓜蔕散已畢也可攷半夏散

此涌吐之峻劑瓜蔕極苦能蹴胸中實邪赤豆腥

臭令人惡心故又佐瓜蒂以資上越之勢運以香
豉一合熱湯煮作稀糜蓋其腐臭能泥戀胸中以
吐之而其效尤捷亦且藉穀氣以保胃氣也此方
與汗下並峙稱仲景三大法關係最鉅矣然此為
駛劑故亡血虛家胸中氣液已虧不可輕與特為
其禁脈經云行于吐藥當相人強弱止此之謂也
方後不吐者少少加其義甚精得吐即止者恐傷
胸中元氣也案范汪方云若藥力過時不吐服湯
一升助藥力也若服藥過多者益飲冷水解之張
子和曰吐不止者用煎麝香湯瓜苗聞麝香即死

所以立解。汪昂曰：吐不止者，葱白湯解。良久不出者，含砂塘一塊即吐。此等並發古方之餘蘊，用藥君子亦當討究耳。

錢氏曰：邪在上焦，因勢利導，應從上越，當用內經高者因而越之之法，故以瓜蒂散吐之，使邪從上越，則胸中氣自和平矣。

金鑑曰：此方奏功之捷，勝於汗下，所謂汗吐下三大法也。今人不知仲景子和之精義，置之不用，可勝惜哉。

病脅下素有痞，連在臍傍，痛引少腹，入陰筋者，此名

藏結死

此條却承篇首藏結更爲伸引以終痞鞕之義也素謂常也其人脇下素有痞積陰寒伏裏根深柢固乃因誤行攻下發動宿積逆結於心下但言痞而不言如結胸狀者蓋省文也柯氏曰陰筋宗筋也若其痞結連在臍傍痛引少腹而入陰筋者陰寒凝錮亦極矣更加以時時下利等證此爲藏結之死證也案上文曰難治曰不可攻此曰死蓋互以見藏結之錯綜難乎攻療焉或謂此條藏結與篇首所載病位稍異而寒凝則一故同其稱然朱

氏活人書前藏結條引此段爲解則未可必不同其病也

喻氏曰按病人素有痞氣在脇下連臍傍則不可攻下醫工不細詢病家不明告因而貽誤者多矣

柯氏曰今人多有陰筋上衝小腹而痛死者名曰疝氣即此類然痛止便蘇者金匱所云入藏則死入府則愈也治之以茴香吳茱萸等味而痊者亦可明藏結之治法矣

以上十九章統論痞鞕證治而下後不可更行桂枝湯一節疑爲他篇錯簡案篇首先論

結胸而後以如結胸狀心下結胸脇滿心下痞鞕等證逐次開列盡連類及之抑亦編次之微旨也

傷寒若吐若下後七八日不解熱結在裏表裏俱熱時時惡風大渴舌上乾燥而煩欲飲水數升者白虎加人蔘湯主之

此揭邪熱散漫津液特乏者之證洽以下三章互演其義也傷寒若吐若下後津液內亡至七八日之久而病尚不解方氏曰不解以大勢言不獨謂表也熱結在裏吐下之後邪熱入結於裏也表裏

俱熱非尚有表邪也因裏熱太甚其氣騰達於外故表間亦熱即陽明篇所謂蒸蒸發熱自內達外之熱也然此段亦惟重裏字上文熱結在裏可徵說詳附錄中時時惡風者乃熱極汗多不能收攝腠理疏故也言時時則與表熱之常惡寒者亦不同大渴舌上乾燥而煩欲飲水數升者邪熱焚灼津液內燥也此雖曰熱結在裏唯是胃家焦爍邪熱散漫未有燥屎搏實故與白虎湯以清其熱而更加人蔘者其意重在於資生津液也

松陵徐氏曰胃液已盡然亦非若承氣症之有實

邪因胃口津液枯竭內火如焚欲引水自救故其證如此也

吳氏綬曰時時惡風者時或有之而不常也

傷寒無大熱口燥渴心煩背微惡寒者白虎加人蔘湯主之

此承前條再申明其證治傷寒無大熱言邪不在表也柯氏曰無大熱指表言見微熱猶在蓋上文表裏俱熱或嫌於外證故茲揭此三字以證邪熱去表入裏也口燥渴心煩即前所謂大渴舌上乾燥而煩欲飲水數升者亦承上省文也背微惡寒

者內蒸熱而表必多汗以故微惡風寒也惡寒而
特見於背上者肌疎表開勢乃然矣背微惡寒即
上條時時惡風之義或疑於外證惡風故又舉背
微二字以別之也茲主白虎加人蔘湯以清熱滋
津若失之而不治則遂難救療耳案附子湯證亦
背惡寒然彼即口中和是乃口燥渴是口中不和
也脈亦必洪滑有力此其大分別處
錢氏曰此條之背惡寒口燥渴而心煩者乃內熱
生外寒也非口中和之背惡寒可比擬而論也
松陵徐氏曰微惡寒謂雖惡寒而甚微又周身不

寒寒獨在背知外邪已解若大惡寒則不得用此湯也

吳氏綬曰時時者時或惡風而不常也背上惡者但覺微惡而不甚也所有烕熱燥渴而用則無疑矣若夫表證惡寒常在背上惡寒而不燥渴者切不可用

傷寒脈浮發熱無汗其表不解不可與白虎湯渴欲飲水無表證者白虎加人蔘湯主之

此又承前釋表不解者不可與白虎湯無表證者方可與之義亦誠慎之意也言傷寒脈浮而不至

於洪大則邪熱未結于裏正發熱無汗表證顯然如此不可與白虎湯徒傷胃氣也松陵徐氏曰無汗二字最爲白虎所忌若其人大渴欲飲水如上條所云則知邪熱已入陽明之裏胃中焦灼津液枯燥矣然猶必審其無表證表脈始宜議白虎加人蔘湯以清其熱救其津可矣

柯氏曰白虎治結熱在裡之劑先示所禁後明所用見白虎爲重劑不可輕用也

錢氏曰白虎一方但能除胃熱而不能治胃實尚舌胎黃黑燥裂脈實大而胃脘繞臍硬痛者仍當

以承氣攻之也

松陵徐氏曰此證若更虛羸則爲竹葉石膏湯證矣

中西子文曰以上三條千金并作白虎湯攷白虎加人蔘湯證曰大渴曰口燥渴曰渴欲飲水其白虎湯證乃表有熱裏有寒曰裏有熱曰腹滿身重自汗出云云皆不言渴此本湯加人蔘與否於渴不渴爲之別耳

傷寒汗出惡寒身熱大渴不止欲飲水一二斗者白虎加人蔘湯主之（此條外臺引本論而舊本不載蓋係脫漏今竊訂補）

此亦申釋前證以再揭其治傷寒汗出者經曰服桂枝湯大汗出後大煩渴不解本湯主之是也蓋汗出二字白虎所主而前條不言故茲舉之以補其闕也惡寒即所謂背微惡寒身熱即表裏俱熱也大渴不止欲飲水一二斗者前云欲飲水數升此云欲飲一二斗互文也此巳邪熱結裏當與白虎加人蔘湯以解其熱渴耳

以上四章論白虎加人蔘湯證

太陽少陽併病心下鞕頸項强而眩者當刺大椎肺俞肝俞慎勿下之椎直追翻

此論太少併病輔治之法頭項強者太陽也心下鞕而眩者少陽也其屬茈胡桂枝證固不俟言然當必用刺法以瀉其邪若以心下鞕而誤下之必變逆候矣案經曰太陽與少陽併病頭項強痛或眩冒時如結胸心下痞鞕者當刺大椎第一間肺兪肝兪愼不可發汗與此條相發以明汗下並禁亦誡愼之辭也彼言心下痞鞕此言心下鞕彼言頭項強痛此言頭項強彼言眩冒此有眩無冒差互詳略耳

成氏曰經曰太陽少陽併病而反下之成結胸

程氏知曰上言不可汗此言不可下也不可汗恐其讝語不可下恐其結胸也

太陽與少陽合病自下利者與黃芩湯若嘔者黃芩加半夏生薑湯主之

此辨太少合病之證治太陽與少陽合病謂太陽頭痛發熱與少陽往來寒熱等證並見也若自下利者以熱邪逼于裏令水穀下奔也與黃芩湯以清熱通壅則愈若嘔者裏氣上逆也故方中加半夏生薑是清和之中兼降法也案此證不用和解而特用于清熱者何蓋是合病太陽爲輕而少陽

爲重且以熱邪下迫所重亦在裏故治耑徹其裏熱則在表之邪隨愈殆猶太陽陽明合病用葛根湯以發其表而裏自和少陽陽明合病與承氣湯以攻其裏而表隨痊三陽合病主白虎湯以清其熱而二陽亦解各從其所專而攻之之法也

隱庵張氏曰此與太陽陽明合病必自下利并不下利但嘔者同一義也

松陵徐氏曰下利即專於治利不雜以風寒表藥此亦急當救裏之義若嘔亦即兼以止嘔之藥總之見證施治服藥後而本證愈復見他證則仍見

諸施治可推而知也

山田宗俊曰按厥陰篇云傷寒脈遲六七日而反與黄芩湯徹其熱脈遲爲寒由兹觀之本湯證其脈數可知矣

黄芩湯方

黄芩三兩　芍藥二兩　甘草二兩炙　大棗十二枚擘

右四味以水一斗煮取三升去滓温服一升日再夜一服

黄芩加半夏生薑湯方

黄芩三兩　芍藥二兩　甘草二兩炙

大棗十二枚擘　半夏半升洗　生薑一兩半一方三兩切

右六味以水一斗煮取三升去滓溫服一升日再夜一服

此小柴胡湯去柴胡人蔘加芍藥不用柴胡者以病勢下迫半表之邪自輕也不用人蔘者恐礙于裏熱也加芍藥者取于通壅也若嘔者裏氣上逆所致半夏逐飲散逆生薑嘔家聖藥故加此二味亦如葛根加半夏湯之例也

朱氏曰古人治嘔多用半夏生薑孫真人云生薑

是嘔家聖藥仲景治嘔皆用之
程氏曰以上諸治皆輔小茈胡湯之所不逮而於
和解一法始無滲漏葢法之備也
汪氏昂曰機要用之治熱痢腹痛更名黃芩芍藥
湯又加木香檳榔大黃黃連當歸官桂更名芍藥
湯治下痢仲景此方遂爲萬世治痢之祖矣

傷寒胸中有熱胃中有邪氣腹中痛欲嘔吐者黃連
湯主之

此承上文申明上熱下寒之證治言傷寒胸中有
熱胃中有邪氣柯氏曰邪氣即寒氣也腹中痛者

乃胃寒之徵欲嘔吐者即膈熱之驗程氏曰此等證皆本氣所生之寒熱無關于表故著二有字是也此證冷熱不調熱邪在胸寒邪在胃膈胃異病故用黃連湯寒溫互用甘苦並投即所以清上熱而温下寒也

金鑑曰傷寒邪氣入裏因人藏氣素有之寒熱而化此則隨胃中有寒胸中有熱而化腹中痛欲嘔吐故以此方主之

黃連湯方

黃連三兩　甘草炙三兩　乾薑三兩

桂枝去皮三兩　人參二兩　半夏洗半升

大棗十二枚擘

右七味以水一斗煮取六升去滓溫服一升日三夜二

舊本煮服法後有疑非仲景方五字今因玉函成本千金翼刪正

此即半夏瀉心湯去黃芩加桂枝也黃連半夏清胸熱以降嘔逆薑桂人參溫胃寒以止腹痛甘棗所以培中協和諸藥也黃芩非下寒之所宜故去之黑宗桂甘辛大熱主溫中心腹寒熱冷疾本方所用亦此義也諸注或以爲走表誤蓋此證胸中有熱胃中有寒治寒則逆其熱治熱必害于寒一

寒一熱之邪而乾薑黃連並施立法之旨精矣微矣

柯氏曰此與瀉心湯大同而不名瀉心者以胸中素有之熱而非寒熱相結于心下也看其君臣互換處大有分寸

劉茝庭曰此方自半夏瀉心變來然彼冷熱在一位而相結此冷熱異其位故彼則要藥性溫涼混和所以再煎此則要溫涼各別立功所以淡煮而不再煎

松陵徐氏曰治上焦之病故服藥宜少而數

方後晝三夜二知一劑之藥分五服也故玉函千金翼溫服作分五服而成本却補一升二字殆屬蛇足

以上三章論太少合併病而後一章揭上熱下冷證治劉崔庭曰黃芩湯證是外內擾動故承以上熱下冷其言頗得章法之旨矣

傷寒八九日風濕相搏身體疼煩不能自轉側不嘔不渴脈浮虛而濇者桂枝附子湯主之若其人大便鞕小便自利者去桂加朮湯主之濇音色○舊本朮上有白字今從刪正下方並同說詳見前

此與風濕相搏之證以辨其治法傷寒八九日風濕相搏言太陽表病而兼濕邪也風濕之風非中風之風蓋總括風寒之詞劉茝庭曰八九日三字當與風濕相搏句易位看傷寒五六日中風及婦人中風七八日云云經水適斷者俱同例也蓋以濕性濡滯故數日之間猶淹留骨節也搏乃搏觸搏擊之搏王氏注陰陽別論曰搏謂搏觸於手也是本謂脈狀然亦可以解此段搏字之義辨脈法寒虚相搏此名爲革金匱吐衄篇作相擊因攷是謂風濕兩邪搏觸於身體也注家或改作摶非是一說搏薄同逼迫也孔

安國注尚書曰薄迫也亦通夫身體疼煩屬風也不能轉側屬濕也乃風濕相搏之骨節疼痛非傷寒骨節疼痛也疼煩即煩疼成氏曰煩疼即是熱疼劉茝庭曰攷煩本熱悶之義假爲苦惱難忍之貌如疼煩煩疼之煩是已不嘔不渴是無傷寒裏病之證也脈浮虛而濇是無傷寒表病之脈也蓋風濕外持而衛陽不正故脈見浮虛濕邪留着氣血不快於流行故脈亦濇且風雖屬熱濕淺是寒邪故與桂枝附子湯以溫散其風濕從表而解也若其人有是證而大便鞕小便自利者表有濕邪

而裏乃燥蓋裏有濕者大便滑泄小便不利此其常也今乃反之故不欲用桂枝以再越其津液惟因其小便之利加朮佐附子則朮附相併走肌肉而皮中之濕自可驅之於裏使從水道而出抑亦因勢利導之法也

程氏林曰小便利者大便必鞕桂枝近於解肌恐大汗故去之朮去肌濕不妨乎内故加之金匱直解

錢氏曰濕在裏則小便不利大便反快大便硬則濕不在裏小便利則濕氣已去不須汗泄故去桂枝想風濕之後寒濕之餘氣未盡身體尚疼轉側

未便故仍用去桂枝之朮附子湯也
劉茝庭曰蓋裏有濕者大便滑泄小便不利此其常也今大便堅小便自利者知是濕唯在表而裏素有熱因去桂不用然既無桂則殊少外散之能故易之以朮方後曰附子朮併走皮內則此方之朮是爲發表濕而不爲燥脾明矣
隱庵張氏曰此節與下節已見金匱要略彼論雜證此論傷寒

桂枝附子湯方

桂枝四兩去皮　附子三枚炮去皮破　生薑三兩切

大棗十二枚擘　甘草二兩炙

右五味以水六升煮取二升去滓分溫三服

此桂枝去芍藥湯更加附子者用桂枝湯以祛風寒之邪併附子之大力健行者以驅濕於表芍藥非風濕證所宜故去而不用也

周氏曰附子用三枚者以其邪未入深易於表散故必勇猛精進而無取乎逡巡也

錢氏曰桂枝附子湯乃去芍藥者故另立一名而無加字桂枝加附子湯乃不去芍藥者即於桂枝全湯中加入故多一加字觀仲景立方處方無不

各有深意

松陵徐氏曰按此即桂枝去芍藥加附子湯但彼桂枝用三兩附子用一枚以治下後脈促胸滿之證此桂枝加一兩附子加二枚以治風濕身疼脈浮濇之證一方而治病迥殊方名亦異分兩之不可忽如此義亦精矣後人何得以古方輕於加減也

去桂加朮湯方

附子三枚炮去皮破○陶弘景曰附子若干枚者去皮畢以半兩準一枚

朮四兩　生薑三兩切　甘草二兩炙　大棗十二枚擘

右五味以水六升煮取二升去滓分温三服初一服其人身如痺半日許復服之三服都盡其人如冒狀勿怪此以附子朮併走皮肉逐水氣未得除故使之耳法當加桂四兩此本一方二法以大便鞕小便自利去桂也以大便不鞕小便不利當加桂附子三枚恐多也虛弱家及產婦宜減服之

此即朮附湯因承上文桂枝附子湯加減故云去桂加朮湯也此用朮者特驅表濕以導之於裏耳亦不敢助裏之燥熱也蓋附朮併力則逐水之功愈矣故云附子朮併走皮肉逐水氣是也前輩注

家不解得其旨却謂术滋液豈其然邪

方後虛弱家及乳婦減服之者以附子能却陰氣

其人血虛故也然法當加桂以下五十二字今削

所無疑是後人續貂之文也

成氏曰此即桂枝去芍藥加附子湯又加附子二

枚又即後條之甘草附子湯以薑棗易术之變制

也

程氏曰凡方中有如蟲行如醉狀如冒狀者皆藥

勢將行使然也

朱氏光被曰如冒狀者正氣水氣亦隨而動正邪

相搏未得遽勝之象所謂與朮附並走也金匱正義

劉茝庭曰仲景之時朮無蒼白之分未知其所用爲何然在今世則二朮隨宜爲妙如此方及甘草附子湯并用蒼朮正見其效施政卿曰蒼朮肉薄而味辛烈辛烈走氣而發外凡治風去濕則相宜耳

風濕相搏骨節疼煩掣痛不得屈伸近之則痛劇汗出短氣小便不利惡風不欲去衣或身微腫者甘草附子湯主之掣尺制翻

此條復互上條之意而辨其證之較重者骨節疼

煩即身體疼煩互辭不得屈伸不能轉側之互文也掣痛者謂筋骨肢節抽掣疼痛也不得屈伸寒濕流著於關節之間也近之則痛劇即煩疼之甚而人近之則聲步皆畏如動觸之而其痛愈劇也外濕汗出內濕短氣氣不宣化而小便不利衛陽失守而惡風不欲去衣或身微腫者方氏曰或未定之詞身微腫濕外薄不外薄則不腫故曰或也案痛不可近汗出短氣惡風不欲去衣小便不利或身微腫正風寒濕邪相搏之最劇處故以甘草附子湯主之前條風濕尚在外故宜桂枝附子湯

溫發之此條風濕漸入裏故宜以本湯驅逐之也閔氏曰此證雖不言脈然既用附子脈必不盛亦與傷寒有別也

松陵徐氏曰此段形容風濕之狀病情略備

甘草附子湯方

甘草二兩炙　附子二枚炮去皮　术二兩　桂枝四兩去皮

右四味以水六升煮取三升去滓溫服一升日三服初服得微汗則解能食汗出復煩者服五合恐一升多者宜服六七合爲始（舊本汗出作汗止服五合上有將字今并

據成本金匱刪改

此桂枝去芍藥湯更去薑棗增入朮附亦祛風寒驅濕邪之劑而君甘草者甘以緩之之義也其不用薑棗者邪漸入裏不欲峻發也此較前條更重曷爲反減附子耶蓋前條風濕尚在外在外者利其速去此條風濕半入裏入裏者妙在緩攻也

方後若得微汗則解解則能食故能食而汗出是爲解已徹可以止後服若復煩者尚有餘邪鬱而未盡常服五合可也若其人或令服一升恐藥力過多者初服之始宜服六七合總是不欲盡劑之

意也成本金匱始字作𤓰亦通案此方孫真人名
四物附子湯又加防已茯苓陳無擇更名六物附
子湯並治脚氣最驗
松陵徐氏曰即金匱服桂枝湯論中所云風濕發
汗汗大出者但風氣去濕氣在是故不愈也治風
濕者發其汗但微微似欲出汗者風濕俱去也
以上三章論風濕相搏證案風濕之病不止
是二證詳在雜病論中此以其屬太陽兼證
特存梗槩而求學者觸類擴之耳
傷寒脈浮滑此以裏有熱表有寒白虎湯主之舊本表裏

字互錯今據林億等註竊爲訂定

此釋白虎湯證治傷寒脈浮滑乃熱邪熾盛之候靈樞經曰滑者陽氣盛而有熱也然云浮滑則知邪熱惟在胃口散漫而未結實也表裏二字舊本易地宋臣嘗證其差誤而黃氏程氏輩既有詳辨今從其說遂爲釐正白虎湯主之者卽所以淸涼其邪熱也

郭氏曰詳此一證傳寫之誤當作傷寒脈浮滑此表裏有熱白虎湯主之是亦仲景之言故仲景厥陰論中脈滑而厥亦爲裏有熱亦用白虎也

尤氏曰按陽明篇云傷寒無大熱口燥渴心煩背微惡寒者白虎湯主之厥陰篇云傷寒脈滑而厥者裡有熱也白虎湯主之審此本文當作裡有熱表有寒表寒即手足厥背惡寒之謂蓋傳寫之誤不必曲爲之解也

柯氏曰此條論脈而不及證因有白虎湯證而推及其脈也勿只據脈而不審其證

白虎湯方

知母六兩　石膏一斤碎綿裹○舊本脱綿裹二字今因外臺補

甘草二兩炙　粳米六合

右四味以水一斗二升煮取米熟去米内藥煮取六升去滓溫服一升日三服舊本煮服法文多脱略今據外臺及本論白虎加人蔘湯方校補

名曰白虎湯者以石膏色白且能清肅邪熱也方議既見白虎加人蔘湯其不加人蔘者蓋以未經汗下而無煩渴也然本經證治殊詳于白虎加人蔘而略于本湯殆不無疑也

成氏曰白虎西方金神也是湯以白虎名之謂能止熱也

程氏知曰大熱之氣得辛涼而解猶之暑暍之令

得金風而爽故清涼之劑以白虎名之

以上一章論白虎湯證疑當移于前項白虎加人蔘湯條下今編在于此者蓋錯簡也

傷寒脈結代心動悸炙甘草湯主之

此論傷寒氣血兩虛之證治結者猶繩之有結脈動遏止之總稱代者更代替代之義疎數不一之脈均名爲代說見張會卿全書中史倉公傳云不平而代又云代者時參擊作疎作大也亦可以證矣劉茝庭曰脈結代不是二脈兼見要不過遏止之謂心動悸玉函作心中驚悸小建中湯條心中

悸與此同義注家以爲心下悸動欠妥言傷寒而見結代之脈因其人素常血氣衰微不能任邪脈不能續行也心中動悸者因眞氣內餒心神搖蕩不寧也此時雖有傷寒之表未罷亦在所不顧法當滋養氣血通行經脈爲急故以炙甘草湯主之

案此證但舉脈結代心動悸二證而不言從前所見何證所服何藥想是其人有表邪而氣血素虛者故雖脈結代薑附剛燥藥不可遽投也注家或以爲汗下後亡陽證者恐與經旨左矣

郭氏曰金匱要略云脈結心悸炙甘草湯是也

尤氏曰脈結代者邪氣阻滯而營衛澁少也心動悸者神氣不振而都城震驚也是雖有邪氣而攻取之法無所施矣故與此湯營衛既充脈復神完而後從而取之則無有不服者矣

程氏知曰此又爲議補者立變法也曰傷寒則有邪氣未解也心主血曰脈結代心動悸則是血虛而眞氣不相續也故峻補其陰以生血更通其陽以散寒觀小建中湯而後知傷寒有補陽之方觀炙甘草湯而後知傷寒有補陰之方也

炙甘草湯方

甘草四兩炙 生薑三兩切 人蔘二兩
生地黃一斤 桂枝三兩去皮 阿膠二兩
麥門冬半升去心 麻人半升 大棗三十枚擘
右九味以清酒七升水八升先煮八味取三升去滓内膠烊消盡溫服一升日三服一名復脉湯烊音羊

此於桂枝湯内去芍藥增入人蔘阿膠麥冬麻人地黃黑字甘草通經脉利血氣命湯以甘草者正取此義也方中人蔘桂枝通陽生脉生薑大棗和營衛麻人麥冬阿膠地黃滋陰血加以清酒經脉

通而血氣暢素繆刺論鬄其左角之髮方一寸燔治飲以美酒一杯王注云酒者所以行藥勢又炎上而內走於心斯結代可和而悸動可止矣金匱附方載此方治虛勞又治肺痿並足見其潤養之功今試驗果然案桂枝新加湯方以水一斗二升煮取三升此以酒七升水八升煮取三升二方並藥之濃煮者殆陶氏所謂補湯欲熟之義也錢氏曰藥雖平和觀其斤兩之重升量之多分兩之法雖有古今之異然較之他方已不同矣今人以一錢二錢及幾分作劑日飲一服而欲求其卽效庸可得乎

又曰此方用炙甘草爲君故名炙甘草湯又能使斷脈復續故又名復脈湯千金翼云復脈湯越公楊素因患失脈七日服五劑而復

黃氏曰生血養氣病後用之

魏氏曰緣此證不見氣血之爲病而實爲病甚大仲師用陰陽兩補之法較後人所製八珍十全等湯純美多矣學者當體認其意而推引之可也

李氏梴曰十全大補湯十四味建中湯一切峻補之劑皆自理中建中四逆等湯而變化之也卑甘草湯。滋陰降火湯。生脈散。補中益氣湯。一切滋補

之藥皆自炙甘草湯而變化之也入門

脈按之來緩時一止復來者名曰結又脈來動而中止更來小數中有還者反動名曰結陰也脈來動而中止不能自還因而復動者名曰代陰也得此脈者必難治

此申上文之義而爲結代二脈下注脚也秖中間語意不倫方氏疑其有脫漏金鑑移于辨脈中云當是衍文且王函不載此條疑爲贋乎攙揷故今不及釋義云

以上二章釋傷寒素虛證治而末章疑是後

人之錯也○案此十篇首論結胸藏結二證而列大小陷胸及白散方特太少輔治之一法似突然濫出誰知是却為下文婦人熱入血室三節之起本蓋彼條自是論及者而實乃承中篇茈胡諸條來遂叙太少併病而又由心下支結等以起下文心下痞數節其間有得于汗下有得于吐後有不自汗吐下或飲熱或氣聚水結與痰凝種種證候駢羅錯出結以藏結一證而終篇首結胸之義所載茈胡桂枝茈胡桂薑二方補出前節併病之

治而半夏生薑甘草三瀉心湯大黃黃連附子二方十棗石脂旋覆瓜蒂及桂枝人蔘諸劑則皆痞鞕之治也白虎加人蔘僅見上篇而玆說其詳其次即合併之餘義故列以黃連黃芩及加半夏生薑湯又更揭風濕三條以結於太陽之餘證曰桂枝附子曰朮附子曰甘草附子乃以炙甘草湯爲繳結而權輿傷寒滋補之藥嗚虖太陽之爲病雖端緒百出變化難測其證候治法三篇悉之無復遺蘊矣此本篇之所以盡美盡善而其編次之

敍泛然視之似無太意義追細繹之則妙旨躍然不可思議學者豈可忽諸哉

傷寒論疏義卷第三　終